KB236347

건강에 대한 지나친 걱정만큼
건강에 치명적인 것은 없다.
· 벤저민 프랭클린 ·

10년 더 젊어지는
몸 건강법

10년 더 젊어지는 몸 건강법

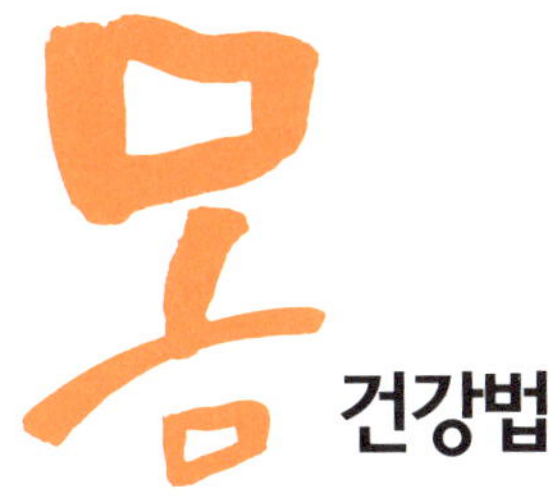

오쿠무라 코우 지음 | 전선영 옮김

아주 좋은 날

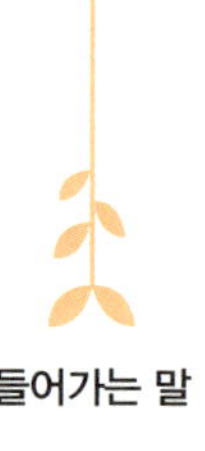

건강한 몸을 원한다면
조금만 '덜' 성실하게 살아라!

우리는 각 분야에서 최고라고 인정받는 유명한 의사나 권위 있는 학회지가 발표하는 의학상식을 절대 불변의 진실이라고 철석같이 믿는 경향이 있다. 그러나 의학 분야는 끊임없이 발전하는 학문이기 때문에 사실 '아직은' 알 수 없는 것투성이다. 그럼에도 불구하고 '건강상식'이라는 허울 좋은 말에 휘둘려 오히려 건강을 해치고 있는 사람들이 많다.

병에 대한 의학적 치료가 실제로 얼마만큼의 치료 효과가 있는지를 조사한 결과가 있다. 절반은 될 거라고 생각하는 사람들이 다수일 것이다. 그보다 더 후한 점수를 주는 사람도 상당할 것이라고 생각한다. 실제로 치료 효과가 절반쯤 된다면 그야말로 쾌재를 부를 일이다. 그러나 실제로 치료 효과를 보이는 것은 전체 치료에서 10퍼센트밖에 되지 않는다.

그중의 9퍼센트는 의학적 치료로 인해 도리어 병이 악화되었고, 나머지 80퍼센트는 좋아지지도 나빠지지도 않았다. 결과적으로 치료를 하든, 안 하든 마찬가지라는 말이 된다. 이런 사실을 말해주면 그동안 뭔가에 속아온 것 같다며 배신감이 든다고 말하는 사람이 많다. 그만큼 의학적 치료에 대한 우리의 믿음이 맹신에 가깝다는 증거일 것이다.

대체로 건강상식에 목을 매는 사람들을 보면 성실한 사람이 많다. 대충대충 사는 적당주의자들은 세상도 자신들처럼 대충대충 돌아간다고 생각한다. 때문에 '이것만 있으면 안전하다'거나 '이것만 먹으면 건강해진다'는 말을 크게 신뢰하지 않는다. 오히려 말도 안 되는 소리라고 코웃음을 친다.

가령, 건강검진을 통해 콜레스테롤 수치가 높다는 진단을 받았다고 치자. 의사는 기름진 음식을 먹지 말라고 당부할 것이고, 콜레스테롤을 낮추는 약을 처방할 것이다.

진단을 받은 그날부터 고기를 멀리하고 야채만 듬뿍 먹고 약을 꼬박꼬박 챙겨 먹는 성실한 사람은, 안타깝지만 일찍 죽을 확률이 높다. 반면에, "난 먹고 싶은 걸 참으면서까지 오래 살고 싶지는 않아"라며 평소처럼 고기를 먹고 약 봉지는 거들떠보지도 않는 불성실한 사람은 의외로 오래 살 확률이 높다.

지금 내가 의사의 말은 전부 틀렸으니 무시하라고 말하는 것이 아니다. 절대적으로 신뢰하고 따라야 할 만큼 전부 옳지는 않다는 말을 하고 싶을 뿐이다.

장례식에 가면 "좋은 사람이었는데 이렇게 빨리 가다니……"라는 말을 종종 듣는다. 어쩌면 '너무나 좋은 사람'이거나 '너무나 성실한 사람'이어서 그렇게 이른 죽음을 맞이한 것은 아닐까? 성실하다는 것은 결코 나쁜 게 아니지만 성실하기만 한 삶은 그만큼 스트레스가 쌓이게 마련이다.

스트레스가 면역력을 떨어뜨린다는 연구 결과는 수없이 나와 있다. 따라서 나는 가끔은 불성실하게 살고, 때로는 기분 내키는 대로 살아야 한다고 주장한다. 그래야 스트레스가 덜 쌓이는 삶을 살 수 있기 때문이다.

‘미움 받는 사람이 도리어 세상에서 행세하고 오래 산다’는 말이 있다. 일부러 미움 받는 사람이 될 필요는 없겠지만 때로는 상식에 어긋나는 일도 해보고, 가끔은 주위에 민폐도 끼치면서 사는 삶이 건강한 삶이다.

나는 여러분이 이 책을 읽고 나서 건강에 대한 부담이나 압박감에서 조금이라도 벗어날 수 있기를 기대한다. 그것만으로도 충분히 사회가 밝고 건강해질 것이며, 건강하게 장수하는 사람이 늘어날 것이라고 믿는다.

지금까지 성실하게 살아온 사람들에게 경의를 표하며, 마지막으로 제안을 하나 드리고 싶다. 이제부터는 평생 동안 힘겹게 지고 살아왔던 ‘성실’이라는 무거운 짐을 벗어놓고 조금은 불성실하게 살아보도록 하자. 그러면 지금까지 힘겨웠던 몸과 마음과 인생이 깜짝 놀랄 만큼의 긍정적인 변화를 맞이하게 될 것이다.

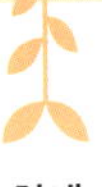

차례

2장 즐겁게 사는 사람은 병에 걸리지 않는다

3장 술, 담배의 유혹을 꼭 물리칠 필요는 없다

4장 생활습관만 바꿔도 면역력이 높아진다

5장 스트레스를 모르는 적당주의자로 살아라

6장 내 몸의 건강은 어떻게 마음먹느냐에 달려있다

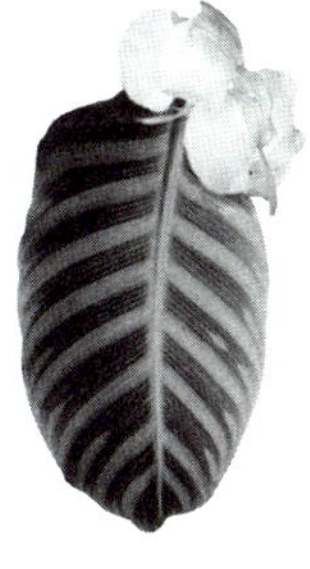

1장

건강관리,
오히려 무심한 게 낫다

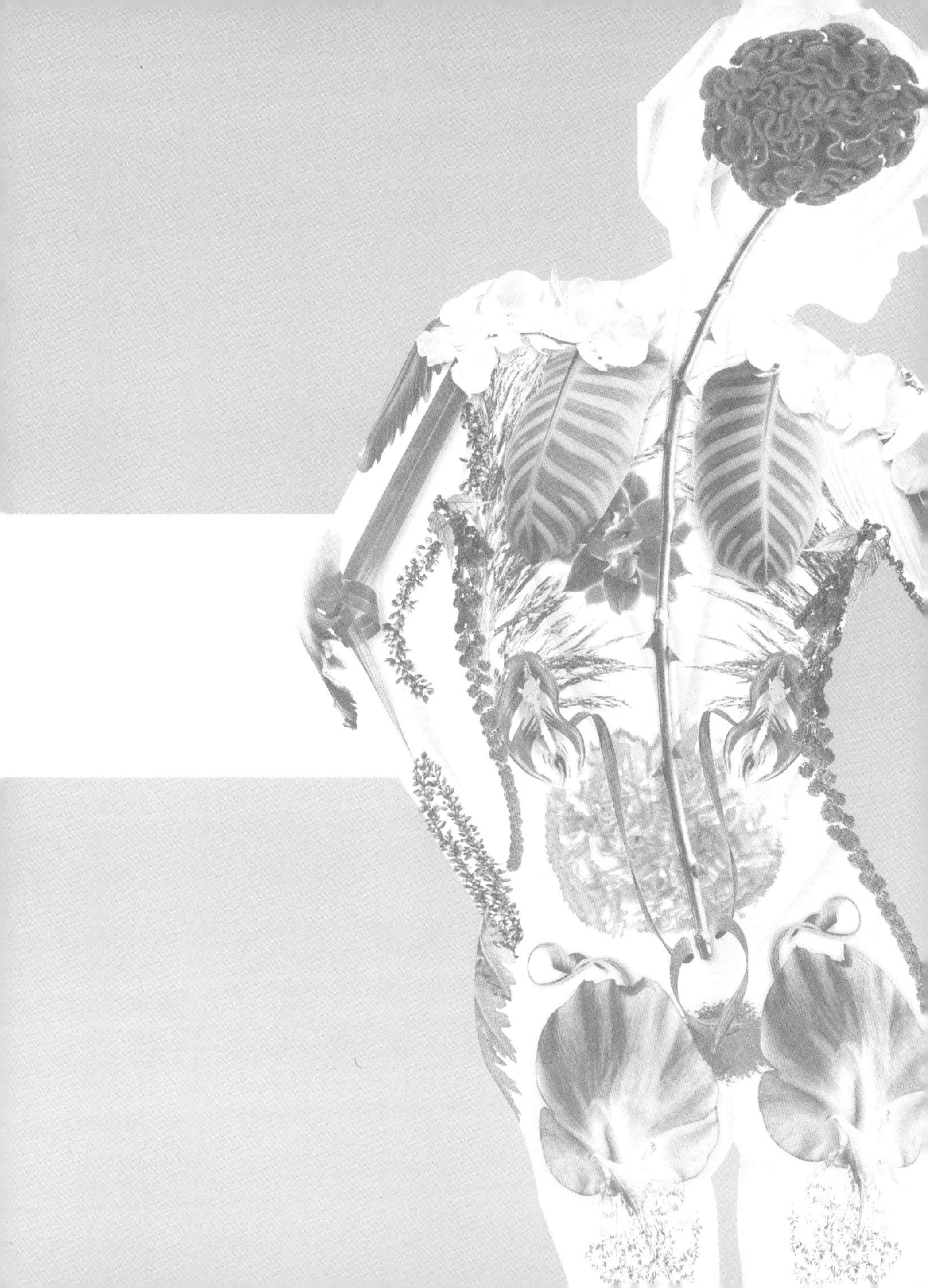

인간은 복잡한 존재다.
이렇게 하면 병에 걸리고 저렇게 하면 건강해진다는
절대적인 법칙 따위는 없다.

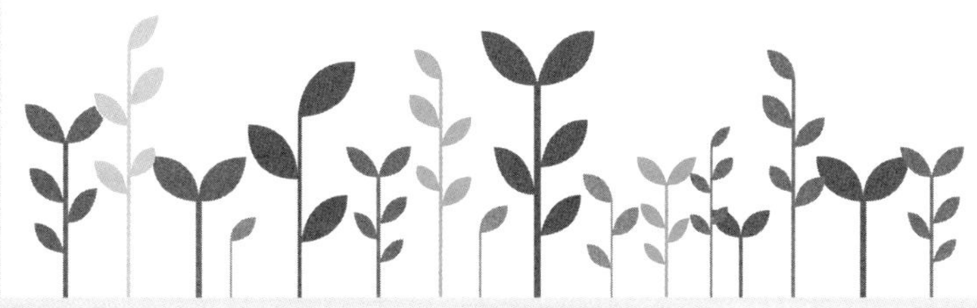

콜레스테롤,
제대로 알자

　우리는 1, 2년에 한 번씩 받는 건강검진 결과에 따라 음식 섭취를 제한받는 경우가 많다. 그러나 제대로 알고 보면 음식의 종류나 양을 제한할 만큼 검진 결과가 심각한 경우는 거의 없다. 그런데 사람들은 콜레스테롤 수치 하나만 보고도 고기를 멀리하는 경우가 많다. 최근 콜레스테롤 수치 때문에 고민하는 사람들을 많이 보았다. 과연 그 수치가 걱정할 만큼 심각한 상황일까?

건강검진에서 콜레스테롤 수치 측정은 필수사항이다. 최근 들어 그 수치가 높다고 지적받는 사람이 매우 많다. 그렇다 보니 콜레스테롤을 낮춰준다고 광고하는 식용유나 영양보조제, 음식들이 인기를 끈다.

어느새 콜레스테롤이 몸에 해롭다는 인식이 사람들 머릿속에 완전히 자리를 잡은 듯하다. 콜레스테롤이 몸에 해롭다는 이야기가 처음 나온 것은 1913년 러시아에서였다. 토끼에게 콜레스테롤이 높은 먹이를 먹였더니 동맥경화를 일으켰다는 실험이 계기가 되었다.

그 실험은 문제가 있어서 일단 무효가 되었지만, 그 후 미국의 역학조사에서 콜레스테롤 수치가 높은 사람일수록 심근경색의 위험이 높다는 결과가 나왔다. 이때부터 콜레스테롤이 몸에 해롭다는 것은 세상의 건강상식이 되어버렸다.

그러나 미국인과 우리는 식사 내용이 전혀 다르다. 현대인의 식생활이 서구화되었다고 하지만 그렇다고 미국인에 비할 정도는 아니다.

미국에서는 하루에 3,500킬로칼로리 이상을 먹는 사람이 드물지 않다. 그에 비해 한국인은 하루에 2,000~2,500킬로칼로리 정도밖에 먹지 않는다. 콜레스테롤을 신경 쓸 만한 식사량이 아닌 것이다.

우리들은 콜레스테롤이라는 말을 일상적으로 쓰는데, 콜레스테롤이 정확히 무엇인지 제대로 아는 사람은 별로 없다. 그 분야의 전문가가 아닌 한 콜레스테롤이 대체 무엇인지 제대로 알고 싶어하지 않는다. 그저 사람들이 나쁘다고 하니까 그런 줄 알고 있을 뿐이다. 그것은 상대가 어떤 사람인지 제대로 알지 못하면서 남들이 나쁘다고 하니까 나쁜 사람이라고 믿는 것과 같다. 그야말로 뜬소문이 사람 잡는 격이다. 그렇다면 정말로 콜레스테롤이 동맥경화를 일으키는 원인이고 심근경색에 걸릴 위험성을 높이는 요인인지에 대해 알아보자.

콜레스테롤 수치가 낮을 때
더 위험하다

우리 몸은 세포로 구성되어 있는데, 성인의 경우 약 60조 개의 세포로 이루어져 있다. 세포는 하나하나 세포막으로 둘러싸여 있는데, 이 막을 만드는 주성분이 바로 콜레스테롤이다. 또 각종 호르몬을 몸 안에서 합성할 때도 콜레스테롤이 필요하다.

다시 말하면 콜레스테롤은 인간이 건강하게 살기 위해서 꼭 필요한 세포와 호르몬 등의 원료가 된다. 따라서 콜레스테롤이 없으면 큰일이

나게 된다.

건강검진 결과, 총콜레스테롤 수치가 220mg/dl 이상이면 의사들은 '높다'라고 진단하면서 음식을 조절하게 하거나 약을 처방한다. 그런데 이 수치를 미심쩍게 바라보는 의사나 연구인들이 늘고 있다.

많은 연구인이 콜레스테롤과 건강, 수명에 관한 조사를 해왔는데, 지금까지의 통설과 전혀 다르다는 사실이 밝혀졌다. 가령, 콜레스테롤 수치를 200mg/dl 이상과 이하로 나누어 수명을 비교했더니 수치가 높은 쪽이 훨씬 장수했다.

콜레스테롤 수치가 떨어지면 혈관이 쉽게 파열되고 면역력이 떨어지는 등 몸에 다양한 문제를 일으킨다. 또한, 콜레스테롤 양이 적으면 시시각각 분열하는 세포의 세포막을 만들 재료가 부족해진다. 그러면 질 좋은 세포가 만들어질 리 없고, 호르몬이 부족해질 위험성도 있다.

일본인을 대상으로 실시한 '일본지질개입시험^{J-LIT; Japan Lipid Intervention} ^{Trial}(약 5만 명의 일본인 고지혈증 환자를 대상으로 일반 진료 현장에서 6년 동안 조사, 관찰한 대규모 역학 연구)'에서는 다음과 같은 결과가 나왔다.

■ 콜레스테롤 수치가 너무 높거나 낮으면 사망 위험성이 커지는데,
   낮은 쪽이 위험성이 더 컸다.

- 총사망률의 위험성은 총콜레스테롤 수치 200~280mg/dl 사이에서 가장 작았다. 이 범위에서는 위험성이 모두 같았다.
- 콜레스테롤 수치가 낮을수록 암 사망자가 많았다. 총콜레스테롤 수치가 180 미만인 암 사망자는 수치가 280 이상인 사람의 5배로 나타났다.

그러면 이 보고서의 내용은 무엇을 의미할까? 건강검진에서 콜레스테롤 수치가 높게 나왔다고 해서 육식을 줄이고 약을 먹는 것이 과연 옳은 방법일까?

나는 사람들에게 콜레스테롤 수치 300mg/dl까지는 괜찮다고 말한다. 300이 넘는다면 무언가 조치가 필요하지만 그때까지는 내버려두어도 괜찮다. 고기를 먹는다고 해서 그렇게 간단히 콜레스테롤 수치가 오르지도 않으니 부디 안심하고 먹기 바란다.

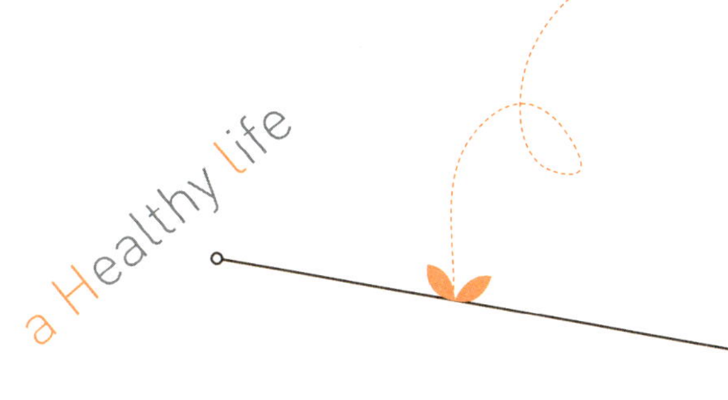

콜레스테롤 수치가 낮은 사람은
생기가 없다

개인적으로 나는 콜레스테롤 수치가 높은 것을 나쁘지 않다고 생각한다. 대기업의 임원들과 만날 기회가 종종 있는데, 콜레스테롤 수치가 높다고 걱정하는 사람들에게 이렇게 말해준다.

"콜레스테롤 수치가 높다니 다행이네요. 그래서 일도 잘하시고 이렇게 출세도 하신 겁니다."

그러면 하나같이 '이 무슨 뚱딴지같은 소리냐'는 표정을 짓는데, 장담하건대 콜레스테롤 수치가 높은 사람이 낮은 사람보다 분명히 일을 더 잘한다. 그래서 그들에게 이런 조언을 덧붙인다.

"회사에서 입사시험을 치를 때 콜레스테롤 수치를 측정해서 100 정도로 낮게 나오는 사람은 채용하지 않는 편이 좋습니다. 적어도 200 이상은 되어야 해요. 콜레스테롤 수치가 높은 사람은 씩씩하고 적극적이어서 직장 분위기도 좋아지고 영업실적도 올라갈 겁니다. 당연히 회사 실적도 오르지 않을까요?"

농담조로 이야기하지만, 제법 일리가 있는 조언이라고 생각한다. 상당히 많은 기업체의 임원들에게 이런 이야기를 했으므로 어쩌면 이미 내 조언을 따르고 있는 회사가 있을지도 모르겠다.

주변을 둘러봐서 생기가 없고 안색이 어두운 데다 우울해 보이는 사람이 있다면 콜레스테롤 수치를 물어보기 바란다. 십중팔구 낮을 게 틀림없다.

예전에 한 의과대학 교수가 일본철도JR와 공동 작업으로 자살하려고 역 승강장에서 뛰어내린 사람들을 조사한 적이 있다. 정신과학회에서 그 결과를 발표하였는데, 연령은 55세부터 60세가 다수를 차지했고 성별은 남성이 더 많았다. 그리고 놀랍게도 거의 대부분이 콜레스테롤을 낮추는 약을 복용하고 있었다.

나는 심장에 문제가 있는 게 아니라면 300mg/dl까지는 걱정하지 말라고 이야기한다. 오히려 300이 넘지 않는 선에서는 수치가 높을수록 에너지가 넘치고 생명력도 높아진다. 건강검진에서 콜레스테롤 수치가 살짝 높게 나왔다고 해서 약부터 먹는 것은 그만두는 편이 낫다.

콜레스테롤 수치 300까지는
안심해도 된다

건강검진 결과지에서 가장 신경 써서 보아야 할 것은 혈압이다. 특히 최저혈압(심장이 이완할 때 혈압이 가장 낮은데, 이때의 혈압을 최저혈압 또는 이완기 혈압이라고 한다. 반대로 심장이 수축할 때 혈압이 가장 높은데, 이때의 혈압을 최고혈압 또는 수축기 혈압이라고 한다 − 옮긴이)이 중요하다. 최저혈압이 100까지 떨어지면 관리할 필요가 있으므로 꼭 전문의에게 상담을 받기 바란다. 그 외에는 크게 신경 쓸 필요가 없다.

또 4, 50대라면 매우 진행이 빠른 위암과 폐암 검진을 정기적으로 받는 편이 좋다. 그것도 해마다 받을 필요는 없고, 2년에 한 번꼴이면 충분하다. 건강하게 장수하기 위해서는 그 정도의 성실함이면 충분하다.

콜레스테롤 수치가 높을수록 건강에 위협이 된다고 믿는 사람들은 평소 식생활에서도 가급적 고기를 삼가고 채소를 많이 먹으며 식용유도 콜레스테롤을 낮춘다는 상품을 고른다. 솔직히 나로서는 기껏 만들어진 콜레스테롤을 '왜 낮추려고 할까' 하는 의문이 든다.

거듭 말하지만 총콜레스테롤 수치가 300mg/dl까지는 염려하지 않아도 되므로 맛있는 고기를 맘껏 먹고 술도 마시면서 즐거운 식생활을 누리기 바란다. 게다가 콜레스테롤은 80퍼센트가 몸 안에서 만들어지므로 고기를 먹는다고 그렇게 간단히 늘어나지 않는다. 콜레스테롤 수치에 연연하지 않고 먹고 싶은 것을 기꺼이 먹는 것이 가장 좋은 건강법이다.

콜레스테롤 수치와
감염증의 상관관계

콜레스테롤은 살아가는 활력의 원천이라 할 수 있다. 자동차로 비유하면 휘발유인 셈이다. 연료가 거의 떨어져서 간당간당하게 달리는 인생이 즐거울 리 없고, 그런 상태로는 건강하게 장수할 수도 없다.

몇 년 전에 신종 인플루엔자가 유례없이 크게 유행해서 적지 않은 사람이 목숨을 잃었다. 이것이 더 오랜 시간 광범위하게 유행하면 몇십만 명에 이르는 사망자가 나올 것이라는 말을 들었다. 그렇게 될 위험성이 충분히 있다고 보는데 만약 그런 상황이 실제로 일어나면 콜레스테롤 수치가 높은 사람이 살아남게 될 것이다.

언젠가 콜레스테롤 수치와 감염증에 관한 연구가 발표된 적이 있는데, 거의 화제가 되지 않았다. 이 책을 통해 여러분들이 그 연구에 대해 알았으면 한다.

일본 가나가와 현의 이세하라 시에서 역학조사를 실시했다. 이 조사에 따르면 LDL^{low density lipoprotein}(저밀도지방단백질)콜레스테롤 수치가 180mg/dl 이상이면, 폐렴이 원인으로 추정되는 호흡기질환으로 인한 사망률이 남성은 3분의 1 이하, 여성은 약 절반으로 떨어졌다.

참고로 LDL콜레스테롤은 흔히 나쁜 콜레스테롤로 분류되는데, 140mg/dl 이상이면 정상 수치에서 벗어났다고 판단하며, 건강에 위협이 된다고 진단한다. 이렇게 좋다, 나쁘다 식의 이분법적인 이름을 붙여 놓으니 사람들은 수치가 높으면 나쁘고 수치가 낮으면 좋다고 오해하는데, 실제로는 그렇지 않다.

조사 결과를 두고 생각해보면 건강검진에서 LDL콜레스테롤 수치가 180쯤 나왔다고 해서 약을 복용하여 140까지 낮추는 행위는 감염증(감염의 결과로 걸리는 모든 병의 총칭 - 옮긴이)에 걸리기 쉬운 몸을 애써 만들고 있는 것과 다를 바 없다.

또한, 남성 4만 8,000명을 대상으로 1973년부터 1993년까지 20년에 걸쳐 이루어진 미국 노스캐롤라이나 주의 조사에서는 총콜레스테롤 수치가 높은 쪽에서 폐렴과 독감으로 입원하는 사람의 수가 현저하게 적었다는 결과가 나왔다.

동물실험에서도 혈중 LDL콜레스테롤 수치를 높이면 감염증에 의한 사망률이 격감한다는 사실이 확인되었다.

인류의 역사에서 감염증이 폭발적으로 확산된 사례가 몇 번 있었다. 그 대표적인 것이 당시 유럽 인구의 절반 이상을 앗아갔던 흑사병이다. 이처럼 감염증은 인류의 존망을 좌우하는 질병이기도 하다.

개인적으로 나는 그런 위기를 이겨내고 살아남은 것은 콜레스테롤 수치가 높은 사람이며 미래에 그런 상황이 오더라도 살아남을 사람은 바로 그들이라고 생각하고 있다.

미국의 부유층은
왜 장수할까?

요즘은 사회적으로 검소하고 소박한 음식이 인기를 끌고 있고, 전통적인 식사가 몸에 좋다는 의견이 팽배해 있다.

특히 중장년층에서는 적지 않은 사람이 고기가 몸에 해롭다고 생각한다. 그래서 나물과 야채 위주의 밥상을 차리다 보니 고기나 달걀을 구경하기가 힘들다. 심지어 국수 한 그릇으로 한 끼 식사를 끝내는 사람도 있는 모양인데, 그러면 면역력도 떨어지고 혈관도 약해지기 십상이다.

옛날 사람들은 하루 평균 700cc가 넘는 쌀을 먹었다. 밥으로 배를 가득 채운 셈이다. 된장국과 김치, 거기에 생선을 곁들이기도 했을 것이다. 특별한 반찬은 없었다. 다시 말해 식생활이 소박하고 검소했다.

현대인의 밥상은 크게 달라졌다. 밥 말고도 주식에 빵도 있고 스파게티도 있다. 반찬도 나물이나 야채는 물론이고 고기나 달걀로 만든 여러 종류의 요리도 푸짐하게 나온다. 불고기나 일품요리를 먹을 때도 있다. 과일과 유제품도 풍부하다. 어쨌든 과거에 비하면 식생활이 훨씬 다채로워졌고 풍요로워졌다.

그 결과 어떻게 되었을까? 모두들 아시다시피 수명이 크게 늘어났다.

미국은 장수국가는 아니지만 부유층의 수명만 놓고 보면 세계에서 으뜸가는 수준이다. 그 이유는 무엇일까? 여러 가지 다양한 음식을 골고루 먹는다는 것을 그 이유로 들 수 있다. 경제력이 뒷받침해주기 때문에 그들의 식생활이 풍요로워진 것이다.

여러 종류의 음식을 골고루 먹으면 영양의 균형을 잡을 수 있다. 경제력이 있어 장수한다는 결론 같아서 좀 뭣하지만 어쨌든 장수하려면 다양한 음식을 골고루 먹어야 한다.

120년 237일을 살고 1986년에 사망한 이즈미 시게치요(세계에서 가장 장수한 남성으로 기네스북에도 올랐다 – 옮긴이)는 음식을 가리지 않고 먹었는데, 배가 80퍼센트쯤 부르게 먹는 식생활을 했다고 한다. 건강을 생각한답시고 이 음식은 어디에 안 좋아서 먹으면 안 되고, 저 음식은 이래서 안 된다고 하는 식의 '안 돼, 안 돼' 식사법은 건강과 장수를 위한 방법이 될 수 없다. 오히려 스트레스를 쌓이게 해서 건강이나 장수에 부정적으로 작용할 가능성이 크다.

음식이 건강의 결정적인 요소는 아니다

그리스의 크레타 섬 사람들은 장수하는 것으로 유명하다. 그리스 자체를 보면 장수국가라고 할 수 없는데 크레타 섬만 보면 세계적으로 대단한 장수 마을이다.

크레타 섬 사람들이 장수하는 비결은 생선을 많이 먹기 때문이라고 한다. 생선을 많이 먹는 사람은 알츠하이머의 발병률이 낮고 동맥경화에 잘 걸리지 않는다는 통계자료도 나와 있다.

크레타 섬 사람들의 식생활에서 또 하나 특이한 점은 올리브유를 듬뿍 먹는다는 것이다. 올리브유가 장수에 한몫한다는 것은 이미 잘 알려진 사실이다.

100세를 넘긴 지금도 현역 의사로 일하면서 강연을 하고 있는 히노하라 시게아키 박사(일본에 정기건강검진 체제를 처음 도입하고 성인병을 대체하는 '생활습관병'이라는 용어를 창안한 사람이기도 하다. 일본에서 '100세의 현역 의사'로 유명하다 – 옮긴이)도 매일 아침 주스에 올리브유를 섞어 마신다고 한다.

그러나 올리브유를 먹는다고 해서 누구나 히노하라 박사처럼 원기 왕성하게 살지는 못한다. 그 이유는 무엇일까?

전체적인 통계자료를 봤을 때 생선이나 올리브유를 섭취하면 장수하는 경향이 있기는 하지만 한 사람 한 사람을 보면 저마다 음식에 대한 기호가 달라서 통계자료처럼 모두 생선이나 올리브유를 즐기지는 않는다.

결국 음식은 우리의 건강에 지대한 영향을 주는 중요한 요소지만 장수나 건강을 좌우하는 결정적인 요소는 아니라고 할 수 있다. 오히려 음식이 건강의 핵심 역할을 한다고 오해하면 이 음식은 이래서 안 돼, 저 음식은 저래서 안 돼 하는 사고방식을 가질 수 있다.

결국, 중요한 것은 무엇을 먹느냐가 아니라 어떤 환경에서 먹느냐에 있다. 실제로 면역이라는 관점에서 보면 이것은 매우 중요하다.

예를 들어 식사는 즐거운 분위기에서 하는 것이 중요하다. 가족들은 식사를 하면서 오늘 하루 무슨 일이 있었는지에 대해 서로 이야기를 나눈다. 혹은 밥상에 올라온 음식에 관해 이런저런 이야기를 한다. 그러면 재료가 무엇이든 간에 면역력이 높아지게 된다. 다시 말해 면역력을 높여서 건강한 장수생활을 하는 비결은 즐거운 식사 분위기에 달려있는 것이다.

아무리 몸에 좋은 음식이라도 홀로 쓸쓸히 먹거나 여럿이 먹더라도 하나같이 굳은 표정으로 먹게 되면 그 효과는 사라지고, 오히려 부정적인 영향을 미치게 된다.

일본의 후생노동성 연구팀의 보고에 따르면 "함께 살 가족이나 마음을 터놓을 만한 친구가 없는 등 사회적인 버팀목이 적은 사람은 뇌졸중으로 사망할 위험이 높다"고 한다. 이것을 상징하는 것이 바로 식사일 것이다. 어쨌든 즐겁고 유쾌한 식사만큼 건강에 이로운 것도 없다.

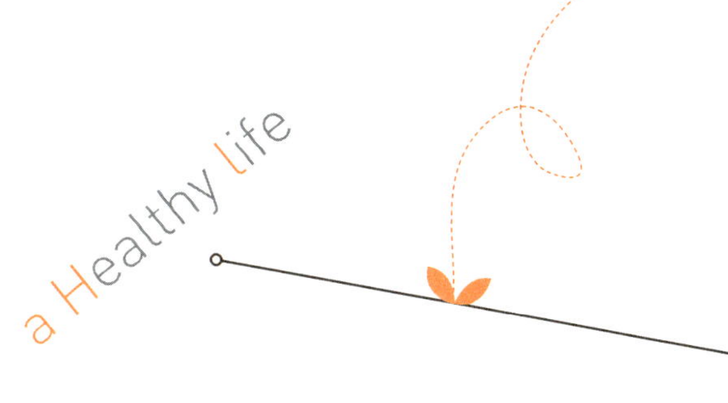

영양소는 영양보조제가 아니라
음식에서 얻어라

건강에 대한 관심이 꾸준히 높아지면서 영양보조제 시장이 상당히 커지고 있다. 마치 영양보조제를 식품의 하나로 이야기해야 할 것 같은 시대인 것 같다.

영양보조제 광고를 보면 자사 제품의 영양제를 먹으면 혈압을 조절할 수 있다느니, 무릎 통증이 사라진다느니 하는 온갖 감언이설로 소비자를 유혹해 수익을 올리고 있다. 그런데 먹기만 하면 병이 낫거나 건강해지는 영양보조제는 세상에 없다. 어떤 상품에 그런 내용이 적혀 있거나 그런 뉘앙스가 묻어난다면 일단 그 상품과 그것을 만든 회사를 의심해보는 것이 바람직하다.

요즘 세상은 정직한 사람이 손해를 보는 세상이라고 말한다. 정직한 사람을 달리 말하면 성실한 사람이라 할 수 있다. 그들은 텔레비전이나 신문에 실리는 광고성 정보를 사실로 믿는 경향이 강하다. 그런 사람은 무릎에 통증이 생기면 무심코 글루코사민을 사먹어야겠다고 생각한다. 그것은 근거 없는 신뢰감에서 비롯된 매우 위험한 발상이다.

그들은 광고에서 본 글루코사민을 약국이나 홈쇼핑, 온라인 쇼핑몰에서 사들여 부지런히 챙겨 먹지만 증상은 호전되지 않는다. 당연한 일이다. 글루코사민은 우리 몸속에서 거의 흡수되지 않기 때문이다. 입에서 식도, 위, 장을 지나 바깥으로 배출되기 때문에 무릎까지 도달해 작용한다고 보기는 어렵다.

만약 글루코사민을 먹고 무릎 통증이 정말로 나았다는 사람이 있다면 그것을 먹으면 통증이 사라질 것이라는 굳건한 믿음에서 나온 효과일 것이다. 사람에게는 그런 믿음의 힘이 분명히 있다.

우리가 알고 있는 영양보조제의 효능이란 결국 그 정도 수준이라고 생각하면 맞다. 영양보조제를 먹는다고 해서 갑자기 병이 낫거나 건강이 호전되지는 않는다. 한 달에 몇만 원씩 들어가면서 먹을 필요가 없다는 말이다.

우리 몸에 필요한 영양소 중에 영양보조제를 먹으면서까지 대량으로 섭취해야 하는 것은 하나도 없다. 필요한 영양소는 음식을 다양하게 먹기만 하면 충분히 섭취할 수 있다.

한때 아가리쿠스버섯을 이용한 영양보조제가 크게 인기를 끈 적이 있다. 암에 잘 듣는다는 입소문이 나서 고가임에도 불티나게 팔렸는데, 그 뒤 다양한 부작용이 드러나면서 인기가 한풀 꺾였다.

다당류가 풍부한 버섯류가 면역력을 높이는 데 매우 효과적인 것은 분명한 사실이다. 그러나 영양보조제로까지 먹어가면서 대량으로 섭취해야 할 필요가 있는지에 대해서는 의문이 든다.

아가리쿠스버섯을 대신하면서 몸에도 좋고 주변에서 쉽게 구할 수 있는 버섯이 바로 표고버섯이다. 표고버섯은 시장이나 마트에서 저렴한 가격에 쉽게 구입할 수 있다. 표고버섯에는 렌티난이라는 성분이 함유되어 있는데, 이것을 추출해서 면역억제제(면역억제 치료에 쓰이는 약제로, 주로 장기이식의 거부반응을 예방하거나 자기면역질환을 치료하는 데 쓰인다 — 옮긴이)를 만들기도 한다. 이 밖에도 표고버섯에는 질병을 예방하는 유용한 성분이 많이 들어 있다. 날것이든 말린 것이든 건강에 이로운 성분을 얻을 수 있는 장점이 있다.

우울증, 골다공증, 안면홍조증 등 여성 호르몬이 부족할 때 나타나는 갱년기장애 증상을 완화하는 이소플라본을 섭취하기 위해서는 두부나 된장을 부지런히 먹는 것으로 충분하다. 다시 한 번 말하지만 영양소는 식품에서 얻는 것이 가장 좋다. 굳이 영양을 꼼꼼이 따지지 않더라도 다양한 음식을 먹다 보면 필요한 영양소는 저절로 얻어진다.

그럼에도 불구하고 영양보조제를 먹고 싶다면 비싼 상품 대신 값싼 비타민 정도만 먹으라고 권하고 싶다. 그리고 남은 돈은 좋은 사람과 함께 맛있는 음식을 먹는 데 쓰면 건강에 더 이로울 것이다.

씹는 운동은
암 예방에 좋다

영양보조제의 단점은 영양소에만 초점이 맞춰져 있다는 점이다. 우리가 음식을 먹는 과정을 한번 생각해보자. 음식을 입에 넣고 씹어서 삼킨다는 순서가 있다. 그런데 영양보조제를 먹을 때는 씹는 과정이 생략된다. 알약을 입에 넣고 물과 함께 꿀꺽하고 삼키면 끝이다.

사람에게 씹는다는 행위는 건강과 직결된 매우 중요한 작업이다. 씹는 운동이 어떤 효과가 있는지 간단히 살펴보도록 하자.

먼저 씹을 때 나오는 침부터 이야기하면 침에는 페록시다아제라는 효소가 있다. 이것은 발암물질이 내는 활성산소를 중화시켜준다. 활성산소란 매우 공격적인 산소로 갖가지 분자에게서 전자를 빼앗아 산화를 일으킨다. 활성산소는 세포 속 유전자를 손상시켜서 세포의 변이를 일으켜 암을 유발한다고 알려져 있다.

우리 현대인은 자외선, 화학첨가물, 스트레스 등으로 활성산소가 몸속에서 많이 만들어지는 환경 속에 살고 있어서 활성산소를 중화시키는 효소가 늘 부족하다. 따라서 음식을 꼭꼭 씹어서 침이 나오게 하는 것은 암을 예방하는 데 매우 중요하다.

또한, 씹는 운동은 뇌 혈류량을 증가시켜서 치매를 예방하는 데도 도움이 된다. 치아가 없는 노인이 틀니를 하지 않은 상태에서 측정한 뇌 혈류량을 1이라고 할 경우, 틀니를 하고 껌을 씹었을 때의 뇌 혈류량은 7이라고 한다. 이것은 많이 씹을수록 우리 몸에 긍정적인 영향을 준다는 것을 의미한다.

스트레스를 받으면 스트레스 호르몬이라 불리는 아드레날린이나 노르아드레날린의 혈중 농도가 증가한다. 하지만 이때 껌을 씹으면 스트레스 호르몬의 증가가 억제되어 스트레스가 완화된다고 한다. 운동선수들이 경기 중에 껌을 씹는 것도 이런 이유이다.

게다가 씹을 때는 턱뿐 아니라 다양한 근육을 사용하므로 혈액의 흐름도 개선된다.

씹는 운동이 이토록 중요하지만 많은 사람이 평소에는 치아의 소중함을 잘 모른다.

광고의 눈속임에 휘둘려 비싼 영양보조제를 먹는 것보다 치아에 돈을 쓰는 게 낫다. 치아 건강은 오복 중에 하나로 꼽힐 만큼 중요하다. 나이가 들어서 자기 치아로 음식을 먹을 수 있도록 잘 관리해야 한다. 치아 관리는 영양보조제를 챙겨 먹는 일보다 더 중요한 건강법이자 장수의 비결이다.

비만 노이로제에서 벗어나라

내장지방증후군이라는 개념이 등장하고부터 '살찐 사람은 죄인'이라는 풍조가 거세졌다. 비만은 자기관리를 하지 못한 증거가 되어버렸고 질책거리가 되었다.

자기관리에 철저한 사람들은 자주 허리둘레를 재고 체중을 체크하고 열심히 다이어트를 한다. 그런데 이것이 과연 건강을 위한 습관일까?

한때 '나이 들어 나오는 배는 인격'이라는 말이 있었지만 지금은 사정이 전혀 달라졌다. 비만과 관련해서 지방은 거의 '악당' 취급을 받는다. 4, 50대가 되면 남녀를 막론하고 일반적으로 뱃살이 붙기 시작한다. 피하지방이 늘어나기 때문이다. 내장(장기) 사이에 쌓이는 지방인 내장지방은 특히 30대 이상 성인에게서 많이 나타나는데, 각종 생활습관병(당뇨병, 고혈압, 고지혈증 등)의 주범으로 인식되고 있다.

지방은 에너지의 한 형태라고 할 수 있다. 사람이 움직일 때에는 에너지가 필요하다. 우리가 먹은 음식물은 에너지로 변환되는데 에너지를 다 쓰지 못하고 남게 되면 우리 몸은 남은 에너지를 몸속에 지방으로 쌓아 놓는다.

그래서 옛날 식량 사정이 불안정할 때는 피하나 내장에 붙은 지방이 매우 중요했다. 식량이 없을 때 에너지가 되어주었기 때문이다. 개인적으로 나는 내장지방이 붙으면 안 된다든지 여성은 자고로 날씬해야 한다는 생각은 상업주의가 조장한 것이라고 본다. 내장지방은 생명의 본질과는 전혀 관계가 없다. 관계가 있기는커녕 내장지방이 없으면 굶주릴 수밖에 없는 위기 상황에서는 생명의 유지마저 위태롭게 만들 수 있다.

"내장지방이 좀 붙으면 어떻고, 포동포동하면 대체 뭐가 나쁘단 말인가."

　이런 편안한 마음가짐으로 사는 사람이 오히려 건강하게 살 수 있다. 또한, 언젠가 찾아올지 모를 인류의 위기 속에서 자손을 남기는 것은 이러한 유형의 사람이라는 생각도 위안이 될 것이다.

'이걸 먹으면 몸에 안 좋은데……'라는
생각이 독이다

방사선에 민감한 사람에게는 빈축을 살지도 모르겠지만, 세슘에 오염된 소고기가 출하되었다는 보도가 나간 뒤 어느 70대 남자가 보인 반응을 하나 소개하겠다. 사물이나 현상을 파악하는 그의 사고방식은 면역력을 높이는 데 확실한 도움이 된다고 생각한다.

이 남성은 암으로 두 번 수술을 받았는데 매우 심각한 상태에서 기사회생했다고 한다. 그는 고기를 아주 좋아해서 하루에 한 꼭 끼는 스테이크를 먹었다. 어느 날 텔레비전에서 세슘에 오염된 고기가 출하되었다는 뉴스를 보고 그는 아내에게 이렇게 말했다.

"앞으로는 고급 고기를 싸게 먹을 수 있겠구려."

70세가 지나면 급성 독성(1회 또는 단시간 내에 생체에 화학물질을 반복해서 투여하거나 생체가 화학물질에 노출되었을 때 나타나는 독성 – 옮긴이)이 있는 것이 아니라면 무엇을 먹어도 괜찮다. 이 나이 때는 좋아하는 음식을 먹을 수 있을 만큼 건강하다는 사실에 감사하며 먹고 싶은 것을 마음껏 먹어도 괜찮다.

음식은 그것을 먹는 사람의 기분에 따라 영양이 되기도 하고, 독이 되기도 한다. 세계에서 처음으로 인스턴트 라면을 상품화하는 데 성공한 안도 모모후쿠는 2007년에 96세를 일기로 사망했다. 급성심근경색으로 사망한 그는 죽기 사흘 전에도 골프를 즐겼고, 하루 전에는 사원들 앞에서 30분 동안 신년 훈화를 했으며, 점심시간에는 사원들과 함께 라면을 먹었다.

안도 모모후쿠는 생전에 일주일에 두 번 골프를 치고 매일 라면을 먹는 것을 장수의 비결로 꼽았다. 상식적으로 보면 라면을 매일 먹는 식생활은 건강을 위해 좋은 습관이라고 할 수 없다. 그러나 라면을 세상에 내놓은 아버지로서 그는 라면에 대한 깊은 애정과 긍지를 가지고 매일매일 라면을 먹었을 게 틀림없다.

먹는다는 것은 생명을 유지하기 위한 근원적인 행위이다. 그러므로 결코 소홀히 해서는 안 된다. 하지만 요즘 사람들은 음식을 영양소와 열량만으로 이야기를 하려고 한다. 그런데 가정을 하나 해보자. 똑같은 음식을 먹더라도 어떤 사람은 마지못해 먹고 어떤 사람은 신이 나서 먹는다고 치자. 그럴 때 몸에 미치는 영향은 당연히 다르지 않겠는가.

인간은 복잡한 존재다. 이렇게 하면 병에 걸리고 저렇게 하면 건강해진다는 절대적인 법칙 따위는 없다. 어느 곳에서나 예외는 있으므로 건강정보나 건강상식 등에 좌지우지되기보다는 각자 주체성을 지니고 살아가는 것이 바람직하다. 어떻게 살아갈 것인지를 결정하고, 그 속에서 무엇을 어떻게 먹을 것인지를 결정하면 되는 것이다.

단순하게 말하면 고작해야 '음식'이다. 음식 하나만 가지고 건강과 수명이 정해지지 않는다는 말이다. 음식 자체보다 '이걸 먹으면 병에 걸릴지도 몰라' 하는 불안하고 불편한 마음이 훨씬 몸에 해롭다. 병에 걸릴까 봐 초조해하면서 먹는 것보다 대범하고 느긋하게 생각하며 먹는 편이 훨씬 더 몸에 좋다.

건강관리에 무심한 사람이
건강하다

건강이나 오래 사는 것에 대해 더욱 대범하고 불성실해질 필요가 있다는 내 견해를 뒷받침해주는 자료가 있다. 20년 전에 발표되어 전 세계에 충격을 주었던 조사 결과이다.

이 조사는 사회보장제도가 매우 발달한 북유럽의 핀란드에서 실시되었다. 핀란드는 정년퇴직을 한 뒤에도 연금으로 충분히 살아갈 수 있고, 고령자 복지제도도 잘 갖추어져 있어 전 세계의 부러움을 한몸에 받고 있다. 그러나 한편으로는 지나치게 빈틈없는 복지체계 때문에 국민의 건강의식이 오히려 낮아지는 역효과가 생겼다.

그래서 핀란드 정부는 어떤 방향으로 국민의 건강관리를 촉진해야 좋은지를 알아보기 위해 1974년부터 15년에 걸쳐 대대적인 조사에 들어갔다. 생활환경이 비슷한 부유한 비즈니스맨을 조사 대상으로 삼았는데, 건강하지만 순환기계가 약한 40~45세의 남성 1,200명을 두 그룹으로 나누어 진행했다.

A그룹은 성실하게 건강관리를 하는 사람들이었고, B그룹은 아무런 건강관리를 하지 않는 사람들이었다. 성실한 A그룹에게는 처음 5년 동안 4개월마다 건강검진을 실시했고, 그 수치가 정상범위에서 벗어나면 약을 처방했다. 식사나 운동에 대한 조언도 빠뜨리지 않았고, 담배나 술, 설탕, 염분도 삼가도록 지도했다. 그들에게는 관리를 하면 틀림없이 수치가 개선되는 이상적인 환경을 유지한 셈이다.

불성실한 B그룹에게는 정기적으로 건강조사표를 작성하는 것 말고는 아무런 제약을 하지 않았다. 그래서 그들은 평소대로 술을 좋아하는 사람은 술을 마셨고, 흡연자는 담배를 원하는 만큼 피웠으며, 고기도 먹고 싶을 때는 실컷 먹었다.

5년이 지난 뒤 남은 10년 동안에는 성실한 A그룹에도 특별한 지도를 하지 않고 B그룹과 마찬가지로 자기관리에 맡겼다. 15년이 흘러 피험자들은 55~60세가 되었고, 몸이 한두 군데씩 아픈 나이가 되었다.

자, 어떤 결과가 나왔을까? 착실하게 건강관리를 한 사람들이 건강했다는 결과가 나왔다면 굳이 여기서 소개할 필요가 없을 것이다. 그렇다. 많은 사람의 예상과 반대로 불성실한 B그룹의 사람들이 암 등의 질병에 의한 사망이나 자살, 심장혈관계질환, 고혈압 등 어떤 면에서 보더라도 결과가 좋은 것으로 밝혀졌다.

성실한 A그룹에서는 자살한 사람이 몇 사람 나왔지만 불성실한 B그룹에서는 자살한 사람이 한 사람도 없었다. 앞서 말했듯이 콜레스테롤을 낮추기 위한 약 때문에 우울증에 걸려 자살했을 가능성도 배제할 수는 없다.

이 조사 결과가 보여주듯이 건강검진 결과의 수치에만 얽매어 식단을 제한하고 약을 먹으면서 조절하는 것은 위험한 습관이다. 면역이라는 관점에서도 건강관리에 지나치게 예민한 것은 좋지 않다. 실제로 건강 마니아들이 젊어서 암에 걸리거나 뇌출혈로 쓰러지는 일을 심심찮게 볼 수 있다. 결국 건강하게 사는 비결은 필요 이상으로 건강을 의식하지 않는 데 있다.

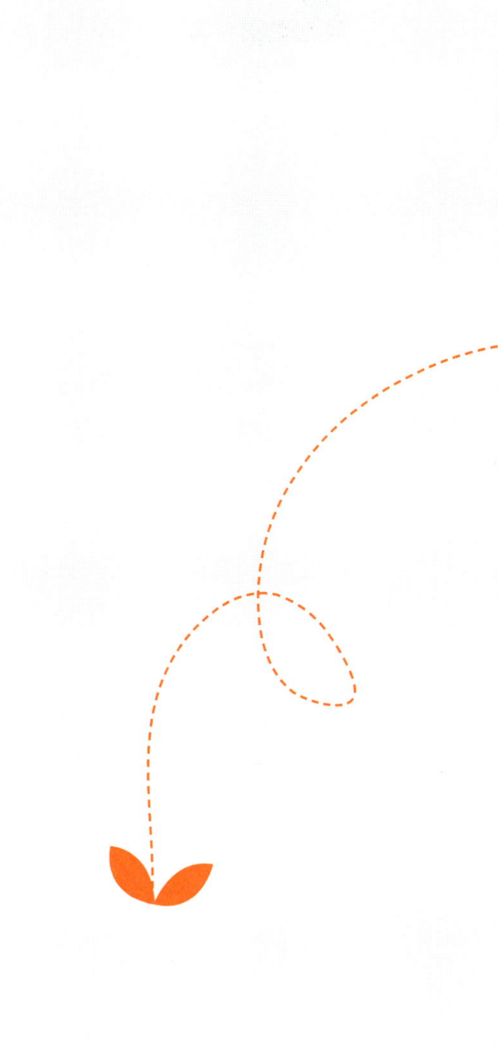

2장

즐겁게 사는 사람은 병에 걸리지 않는다

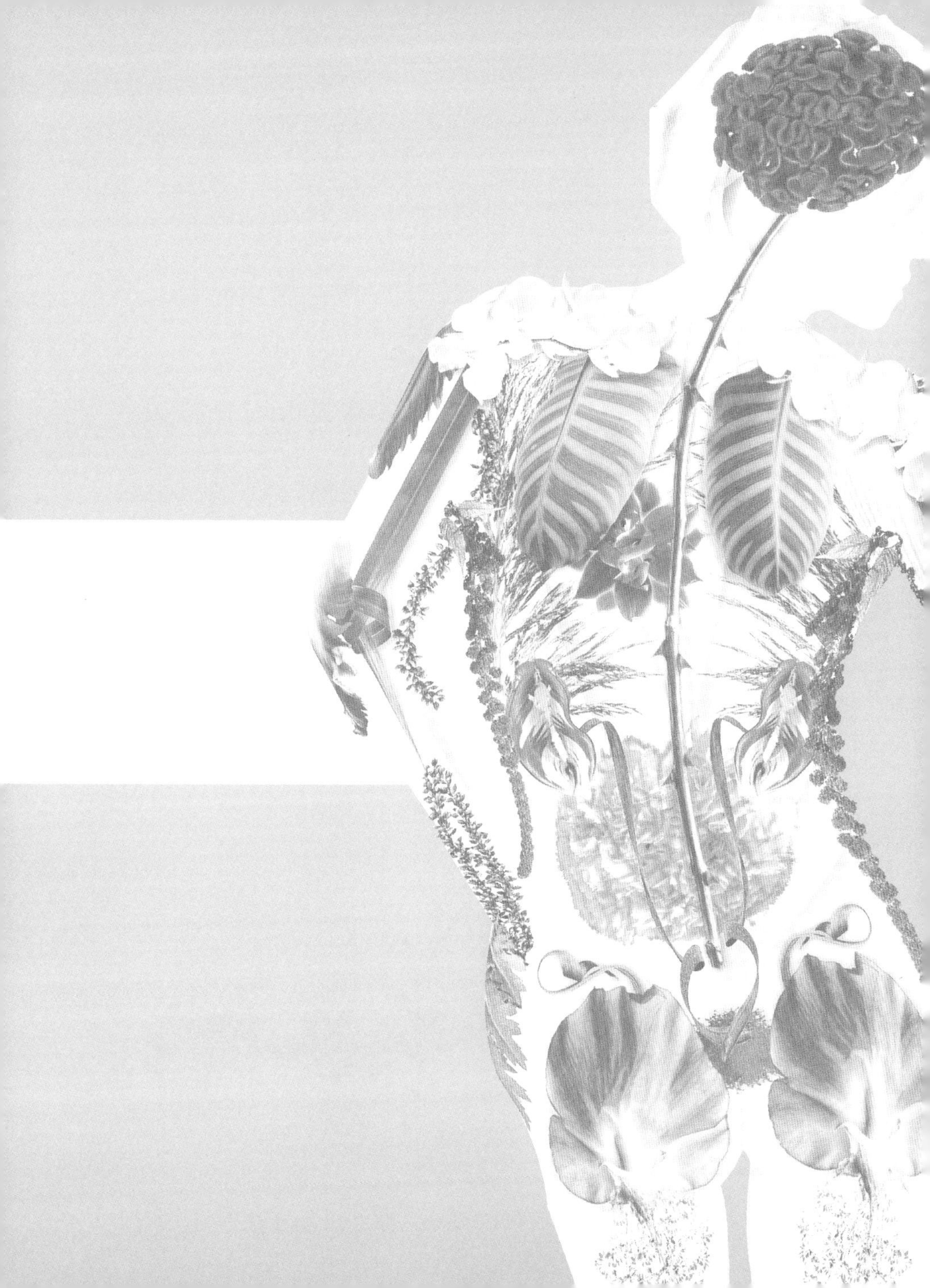

우리는 부지런함을 미덕으로 여긴다.
그러나 아침부터 밤늦게까지 부지런하게 일만 하는 사람은
지쳐서 면역력이 떨어지고 암에 걸리기 쉽다.

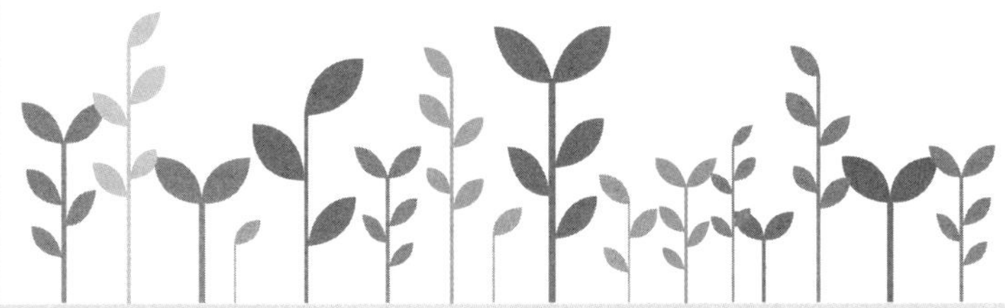

순종적인 사람이
암에 잘 걸린다

암은 지나치게 성실한 사람이 걸리기 쉽다는 말이 있다. 현대인의 사망 원인 1위가 바로 암이다. 세계 사망률 원인의 30퍼센트 정도가 암이라고 하니 긴장할 수밖에 없다. 나는 지나치게 꼼꼼하고 성실하게 살아갈 것을 요구받는 현대인과 암 발병은 분명 깊은 관계가 있을 것이라는 생각을 하고 있었다.

성격과 암에 관한 연구는 세계 곳곳에서 활발하게 진행되고 있다.

그중 세계적으로 유명한 영국 런던 대학의 명예교수 한스 아이젱크 박사가 내놓은 충격적인 연구보고는 잘 알려져 있다. 그는 1,000명 이상의 피험자들의 성격을 분류해서 10년에 걸쳐 수명과 암 사망률을 조사했는데, 소망을 이루지 못하거나 목적을 달성하지 못했을 때 원인을 자기 탓으로 돌리고 혼자 울적해지는 유형의 사람은 수명이 짧고 다수가 암으로 죽었다. 반면에 실패를 남의 탓으로 돌리거나 크게 신경 쓰지 않고 일의 방향을 전환시키는 유형의 사람은 수명이 길고 암 사망률도 낮았다.

미국의 존스홉킨스 대학에서는 1974년부터 30년에 걸쳐 의대생 900명을 추적 조사했는데, 청년기부터 중년기에 이르는 동안 암에 걸린 사람에게는 공통점이 있다는 것을 밝혀냈다. 그것은 유소년기에 어떤 이유로 부모에게 응석을 부리지 못한 체험이 있다는 점이었다. 그 사람들은 어린 시절의 경험으로 '온화한 가면 속에 자신의 감정을 억압하는' 성격이 몸에 배어 있었다.

우리는 감정을 표현하는 데 매우 서툴다. 화가 나더라도 겉으로 드러내지 말고 사람들 앞에서는 항상 웃음 띤 표정으로 대하라는 가르침을 어려서부터 받아왔기 때문이다. 유소년기의 체험과 관계없이 우리 머릿속에는 친절하고 상냥한 사람인 척하는 것이 좋다는 가치관이 새겨져 있는 셈이다.

미국의 심리학자 리디아 테모쇼크가 이끄는 연구팀의 조사에서도 같은 결과가 나왔다. 그들은 암이 진행 중인 환자에게서 흔히 볼 수 있는 성격을 'C형(Type C)'이라고 명명했다. 그것은 솔직한 자기 마음이나 욕구를 억누르고 타인에게 맞추는 성격을 가리킨다. 우리 주변에도 C형 유형의 사람이 매우 많다.

C형 유형인 사람은 성실하고 상냥하며 순종적이고 남들보다 배로 절망감이나 무력감에 사로잡히기 쉬운 성격을 가지고 있다. 이런 정신적인 스트레스가 면역 기능을 떨어뜨리고 암을 진행시킨다.

암에 걸리고 싶지 않다면 C형 유형인 사람과 반대로 하면 된다. 자신의 솔직한 마음과 감정을 억누르지 말고 하고 싶은 말은 하면 된다. 화가 나면 화를 내고, 울고 싶으면 울면 된다. 남들에게 '좋은 사람'이란 평가를 받는 게 중요한가, 자신의 건강을 지키는 게 중요한가? 세상이 정해놓은 기준대로 살려고 애쓸 필요가 없다. 그 틀에서 벗어나 하고 싶은 일은 하고, 하고 싶지 않은 일은 될 수 있으면 하지 않는 것이 건강을 위한 길이다.

나이를 먹으면
혈압이 오르는 게 정상이다

요즘 시중에서 가장 잘 팔리는 약 중의 하나가 콜레스테롤을 낮추는 약이다. 약을 먹어야 할 정도로 수치가 높지 않은데도 병원에서는 '위험'이라는 진단을 내리고 약을 처방한다. 약을 먹으면 그들이 '정상 수치'라고 말하는 콜레스테롤 수치까지 낮출 수 있지만 그것과 동시에 다양한 폐해가 나타날 수 있다.

그리고 혈압강하제를 먹는 사람도 많다. 병원에서는 최고혈압이

140mmHg 이상이면 고혈압이라고 진단하고 혈압강하제를 처방한다. 그러나 140 이상이라도 두통이나 어지럼증이 없고 몸이 휘청거리지 않으면 아무 문제가 없다.

섹시한 미인이 눈앞에 있거나 어떤 이유로 분노가 치밀어도 혈압은 간단히 140을 넘어선다. 극도로 화가 난 사람은 간혹 200을 넘기기도 한다. 이처럼 극단적인 감정의 변화로 혈압이 치솟는 것은 자연스러운 일이다.

다만 최저혈압은 주의해야 한다. 특히 최저혈압이 100이나 110쯤 된다면 즉시 조치를 취해야 한다.

과거에는 최고혈압이 140이어도 정상 혈압이라고 했고, 그보다 더 이전에는 150도 정상 범위라고 진단했다. 그런데 어찌된 영문인지 점점 더 그 수치가 낮아지고 있다. 혈압강하제를 판매하는 제약회사 좋은 일 시키기 위해서라고 말하는 사람도 있는데, 그런 의심을 떨칠 수 없을 만큼 기준치가 변경되고 있는 것이 사실이다.

우리가 건강하게 살 수 있도록 기준치를 낮추는 것이라고 생각하지만 그래도 그 기준치가 옳은 것인지 확실하게 재검토할 필요가 있다. 이 기준치는 어디까지나 2, 30대 젊은이들의 수치다. 당연한 얘기인데, 나이를 먹으면 혈관에 탄력이 없어지고 혈압은 올라가게 되어 있다.

그러므로 고혈압이라고 해도 최저혈압이 100 이하라면 크게 신경 쓰지 않아도 된다.

"고혈압이라니 야단났네. 뇌출혈이 일어나는 건 시간문제겠네"라고 전전긍긍하는 마음이 오히려 몸에 더 해롭다. 최고혈압이 150이나 160이 되더라도 건강을 위해 '내가 순조롭게 나이를 먹고 있구나'라고 생각하기 바란다.

격렬한 운동은
수명을 단축시킨다

혈압이 신경 쓰인다면서 아침 일찍 일어나 조깅을 하는 사람들이 있다. 그것도 하루도 거르지 않고 매일 아침 달린다. 그런데 과연 이런 성실함이 건강을 가져다줄까?

결론부터 얘기하자면, 계속 그렇게 달리다가는 언제 쓰러질지 모른다. 아침 운동이 몸에 좋을 거라고 오해하는 사람들이 많은데, 우리 몸은 아침에 눈을 뜨자마자 제 기능을 하지는 못한다. 그런 상태에서 아침부터 달리기를 하면 신체조직과 기능, 호르몬이 신체의 급격한 변화를 따라가지 못한다. 조깅을 하다 돌연사한 중장년층이 대개 아침에 쓰러졌다는 것을 떠올리면 이해하기 쉬울 것이다. 특히나 겨울날 아침은 추위로 혈관이 수축되기 때문에 더 위험하다.

요즘은 내장지방증후군이나 비만 탈출을 위해 조깅하는 사람이 늘고 있는데, 그렇게 열심히 달리는 것은 현명한 방법이 아니다. 운동을 하더라도 가볍게 걷는 정도가 가장 좋고, 가끔 달리더라도 느긋하게 달리는 것이 좋다.

'무슨 운동이든 열심히 하면 좋다'고 생각하는 것은 우리의 바람일 뿐이다. 운동도 그날그날의 기분이나 컨디션에 맞추어 적당히 해야 좋다. 즉 마음이 내키는 날은 운동을 하고, 그렇지 않은 날은 하지 않는 편이 좋다. 또한, 마음이 내키는 날은 몸에 조금 부담이 갈 정도로 움직여보고, 그렇지 않은 날은 평소보다 가볍게 움직이는 것도 방법이다.

스포츠맨 체질의 사람이 학구파 체질의 사람보다 평균수명이 8년 정도 짧다는 연구자료가 있다. 스포츠 의학의 관점에서도 운동을 한다고 해서 육체적으로 건강하다고 단정짓지는 않는다. 격렬한 운동이나 격투기는 모두 수명을 단축하며, 건강을 위해 운동을 한다면 몸에 가볍게 땀이 배어날 만큼 걷기만 해도 충분하다는 것이 정설이다.

동물 실험에서도 그 결과가 확인되었다. 큰 상자에 넣은 파리와 작은 컵에 넣은 파리의 수명을 비교하는 실험이었다. 큰 상자에 넣은 파리는 운동량이 많고 작은 컵에 넣은 파리는 운동량이 얼마 되지 않았을 것이다. 실험 결과, 큰 상자의 파리는 16일 만에 죽었고 작은 컵에 든 파리는 그 배를 넘는 39일을 살았다.

운동은 왜 수명을 단축시킬까? 그 이유는 몸속에서 발생하는 활성산소에 있다. 활성산소는 매우 불안정한 산소로 물질을 산화시키는 힘이 강력하다.

산화란 '녹이 슨다'는 뜻이다. 쇠못을 바깥에 방치하면 붉은 녹이 슬었다가 이윽고 부식되는데, 그 원리와 마찬가지다. 활성산소가 몸속에 많으면 세포가 산화해서 녹이 슬고 만다. 그렇게 되면 세포 속 유전자가 손상을 입게 되는데, 그것이 암을 일으키는 원인이 되기도 한다.

활성산소를 대량으로 발생시키는 요인을 꼽아보면 자외선, 정신적·육체적 스트레스, 상처나 염증, 혈액순환장애, 술, 담배, 배기가스, 농약, 식품첨가물 등 현대인의 생활 속에 넘칠 만큼 많다. 몸속에서 활성산소를 중화시키는 효소가 만들어지지만 활성산소의 양을 따라잡기에는 턱없이 부족한 양이다. 거기에 운동이 더해지면 몸속은 활성산소가 대량으로 발생하는 상태가 되고 만다.

달리기를 할 때는 평소보다 호흡량이 10배 증가한다. 당연히 산소도 몸속으로 대량 들어간다. 그 산소가 몸속에서 물이 되는 과정에서 전자와 결합해 대량의 활성산소를 만들어내게 된다.

운동을 열심히 할수록 몸속의 활성산소는 늘어나고 세포는 산화하므로 몸 상태가 좋아질 리 없다. 운동이 직업인 사람은 어쩔 수 없겠지만 일반인은 운동을 적당히 해야 건강에 좋다. 건강을 위해 달리기를 하는 것이라면 이를 악물고 달릴 것이 아니라 느긋하게 경치를 감상하거나 날씨를 만끽하면서 달리는 정도로 충분하다.

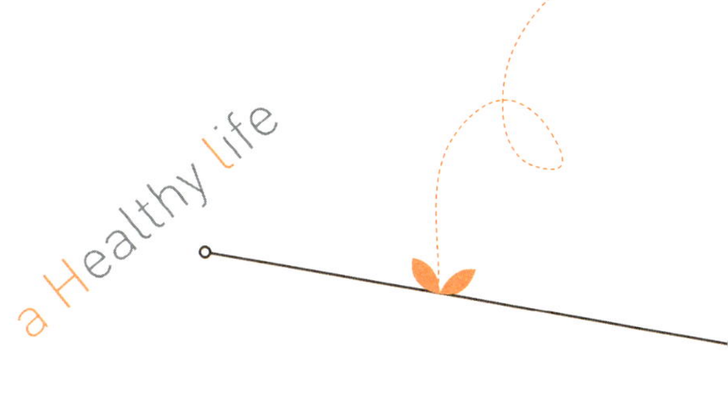

결심에 얽매이는 사람에게
결심은 독이 된다

"한 번 결심한 일은 반드시 해내라!"

우리는 어려서부터 이렇게 배우면서 자랐다. 아이에게 끈기와 성실을 가르치기 위해서 하는 말인데, 그것을 성실하게 따르고 익혀 습관이 되다시피 한 사람은 어른이 되었을 때 일찍 죽거나 병에 걸릴 위험성이 크다.

가령, 건강을 위해 담배를 끊기로 마음먹었다고 치자. 부모님의 가르침대로 한 번 결심한 일이니 반드시 해내겠다는 일념으로 몇 개월 고생해서 겨우 금연하는 데 성공했다. 그런데 날이 갈수록 점점 살이 오르기 시작해 병원을 찾았더니 당뇨병이라는 진단이 떨어졌다. 담배를 피우고 싶을 때마다 단 것을 먹으면서 스트레스를 해소한 것이 원인이었다.

처음부터 금연을 하겠다는 목표 대신에 조금씩 양을 줄여나가겠다는 수월한 목표를 정했다면 당뇨병에 걸리지 않았을지도 모른다. 도중에 좌절하고 싶은 마음이 드는 것은 지나치게 무리하지 말라는 몸의 신호이다. 그러나 끝까지 해내고 말겠다는 강박관념에 사로잡힌 사람은 그 신호에 귀를 기울이려고 하지 않는다. 그 결과 건강을 위해 시작한 금연이 오히려 건강을 해치는 꼴이 되고 만다.

달리기도 마찬가지다. 매일 3킬로미터씩 달리겠다고 결심을 했다. 그런데 야근으로 늦게 귀가하든 술을 마시고 귀가하든 지친 몸을 이끌고서 스스로 한 약속을 지키는 사람이 있다. 이런 유형의 사람들은 결심한 대로 달리지 못하면 조바심과 죄의식을 느낀다. 이런 일이 몇 번 되풀이되면 스스로 무능한 사람이라고 자책하게 되고, 심하면 우울증으로 발전하기도 한다.

그러나 불성실한 성향을 가진 사람들은 조금 다르다. 그런 사람은 어떤 결심을 하더라도 대개 작심삼일로 끝나기 십상이다. 그래도 그 일로 스트레스를 받지 않는다. 처음에 결심했던 대로 실천하지 못하더라도 자책하거나 울적해하지도 않는다.

먼저 자신이 어떤 유형인지 분석해보자. 한 번 결심한 것은 반드시 해내야 한다고 생각하는 성격이라면 우선 무리한 결심을 하지 않도록 조심하자. 성공하는 사람들의 습관을 본받겠다고 자기계발서를 탐독하고 그것을 실천한답시고 새벽같이 일어나 일을 한다든지, 하루에 책 한 권씩을 읽겠다는 무리한 결심은 자제하도록 하자. 결심에 얽매이는 사람에게 결심은 스트레스가 되기 쉽고, 그것은 몸과 마음을 좀먹기 시작한다.

무언가를 결심했는데 그것이 작심삼일로 끝나더라도 대부분의 사람이 그렇다고 자신을 타이르자. 결심한 대로 못하더라도 자신을 책망할 필요가 없다.

하지만 목표를 세우는 것은 중요하다. 5년 동안 전국의 유적지를 돌아보겠다든지, 3년 내에 히말라야 트레킹을 다녀오겠다든지 무언가 자신에게 격려가 되는 일을 목표로 삼으면 건강에도 좋다. 말기 암 환자 중에서도 딸의 결혼식에 꼭 참석하겠다거나 아들이 취직할 때까지는 살겠다는 목표를 세우고 하루하루 암과 싸우며 애쓰는 사람의 예후가 좋다.

　이처럼 스트레스가 아니라 격려가 되고 삶의 희망이 될 수 있는 일을 목표로 삼으면 면역력이 활성화되어 건강한 삶을 살 수 있다.

즐거운 상상은
우울증의 특효약이다

한 번 결심한 일은 꼭 해내고 말겠다는 사람들이 걸리기 쉬운 병이 바로 우울증이다. 반면에 '성공하면 내 덕이고 실패하면 남 탓'이라고 책임을 전가시키는 사람은 우울증에 걸리지 않는다.

일반적으로 직장에서 중책을 맡고 있는 40대가 우울증에 걸릴 위험이 매우 높다. 우울증은 뇌 속의 신경전달물질인 세로토닌이 부족해서 생긴다. 그런데 나이가 들면 신경전달물질이 자연스레 줄어들기 때문에 고령일수록 우울증에 걸릴 위험이 높아진다.

그 때문에 젊어서는 척척 일을 잘해내던 사람이 중년에 이르러서는 갑자기 우울해하고 일도 제대로 못하는 일이 일어난다. 따라서 40대가 되면 누구든 우울증에 걸릴 위험이 있다는 사실을 알고 살아가는 것이 현명하다. 그리고 우울증에 걸릴 염려가 없다고 자신하는 사람이 오히려 위험하다는 점에 유의하자.

우울증에 걸리는 사람은 매사를 부정적으로 생각하는 경향이 있다. 나이가 들어 뇌 속의 신경전달물질이 줄어들면 사람의 사고는 아무래도 부정적인 방향으로 기운다. 그런 의미에서 40대는 우울증의 씨앗을 품고 있다고 할 수 있다.

그런데다 직장에서 정리해고 같은 이야기가 들리면 자기가 그 대상이 아닐까 하는 생각이 들어 조기퇴직을 신청하기도 한다. 문제는 퇴직한 후에 더 심각해진다. 퇴직하면 점점 더 할 일이 없어져서 자신의 가치를 찾기가 힘들어진다. 이때부터 우울증은 본격적인 궤도에 오르기 시작한다.

부정적인 사고가 우울증을 유발시킨다면 긍정적인 사고를 하면 될 일이다. 그러나 우리 인간은 애초에 긍정적인 생각보다 부정적인 생각을 더 많이 하도록 만들어진 것인지 알 수 없지만 안 좋은 일만 잔뜩 떠

올리는 경향이 있다. 그만큼 긍정적인 사고를 하는 게 쉽지가 않다.

긍정적인 사고라는 게 마음을 먹는다고 할 수 있는 것이 아닌데도 의식적으로 생각을 긍정적인 방향으로 끌고 가려는 사람을 보면 억지를 쓰는 것 같아 안쓰럽다.

긍정적인 사고는 '태평하다'는 말로 바꿀 수 있다. 그런데 재미있는 것은 "당신 참 태평한 사람이네요"라는 말을 들으면 기분이 좋지 않지만 "당신은 생각이 참 긍정적이네요"라는 말을 들으면 칭찬을 받은 듯한 기분이 든다. 의미가 같은 말이라도 받아들이는 느낌이 전혀 다른 것이다.

긍정적인 사고를 한다거나 태평하다는 것은 뇌 속에 행복물질인 세로토닌이 풍부하다는 의미이다. 이것은 또한 기분 좋은 상상을 할 준비가 되어 있다는 뜻이다. 상상은 누구나 자유롭게 할 수 있는 것이지만 현실에서는 즐거운 상상보다 불안하고 답답한 상상을 주로 하게 된다.

예를 들어, 아무리 현실 속의 자신이 특별한 사람이 아니더라도 일에서 큰 성공을 거두고 주변의 칭찬을 한몸에 받으며 크게 출세하는 상상을 하는 것은 자유이다. 아무에게도 폐를 끼치지 않고, 잠자코 있으면 비웃음을 당할 일도 없다.

그런데도 그런 상상을 하는 사람이 별로 없다. 어디까지나 현실의 자신에게 딱 들어맞는 상상만 하는 탓이다. 그 때문에 마음이 점점 어두워진다. 한 가지 재미있는 점은 항상 허풍을 떠는 사람은 주변 사람들로부터 신뢰는 얻지 못하지만 우울증에 걸리지 않는다는 것이다. 머릿속에서는 항상 즐거운 상상의 나래를 펼치기 때문이다.

일본 야구계의 전설로 불리는 나가시마 시게오는 현역 선수 시절 상상의 천재였다. 그는 늘 전 타석 홈런을 치는 상상을 했다고 한다. 그것도 언제나 9회말 역전 홈런이나 만루 홈런 같은 극적인 순간에 홈런을 치는 상상이었다. 나가시마가 아무리 뛰어난 선수라고 해도 전 타석 홈런을 칠 수 있을 리 만무하고, 중요한 순간마다 안타나 홈런을 칠 수는 없는 일이었다.

하지만 그야말로 상상은 자유 아닌가. 그는 늘 최고의 장면을 머릿속에 떠올리면서 잠자리에 들었다. 그날 시합에서 병살타를 친 일 따위는 머릿속에서 깔끔하게 지웠다.

이처럼 우리도 상상 속에서는 조바심 나는 일상에서 벗어나보는 것이 어떨까? 하는 일마다 잘 풀리는 인생을 상상해보자. 자유로운 상상은 비가 내리거나 먹구름이 가득한 머릿속을 활짝 갠 머릿속으로 바꾸는 데 효과적인 훈련법이다. 부디 머릿속을 부정적인 생각으로 채우는 일이 없기를 바란다.

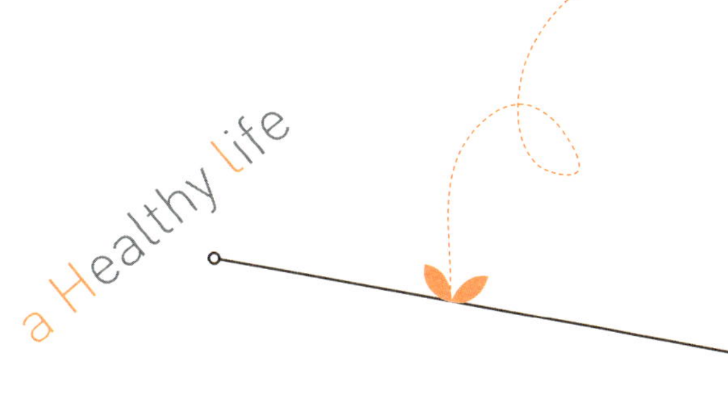

암이 줄어든다고 상상하면
정말로 작아진다

상상은 의학적으로도 매우 중요하다. 암 치료법 중에 칼 사이 먼튼의 상상요법이라는 것이 있다. 상상으로 암을 물리치는 요법이다. 이를테면 편안한 상태에서 자신의 면역세포가 암세포를 먹어치우는 장면을 상상하는 것이다. 믿기 어렵겠지만, 그렇게 상상하는 것만으로도 암 치료에 효과가 있다.

마음의 상태가 몸에 어떤 영향을 미치는지를 연구하는 정신신경면역학이라는 비교적 새로운 학문이 생겨났는데, 상상요법도 여기에서 태동되었다. 정신신경면역학은 체험을 통해 마음가짐 하나로 병에 걸리거나 건강해진다는 것을 학문적으로 해명하는 데 그 목적이 있다.

영국의 의학저널 〈란셋The Lancet〉에 매우 흥미로운 연구보고가 실렸다. 그 대상은 조기 유방암 환자 57명이었는데, 병명을 듣고 난 뒤의 심리 상태에 따라 4개의 그룹으로 나누었다. 그리고 그룹별로 10년 후 생존율이 어떻게 다른지를 추적 조사했다.

A그룹은 암 진단을 받고 무력감과 절망감에 휩싸인 사람들이다. 그들은 시한부 인생이라는 사형 선고를 받고 몹시 우울해했다.

B그룹은 소극적으로 암을 수용한 사람들이다. 암이라는 사실은 받아들였지만 치료는 의사에게 맡기고 스스로 적극적으로 움직이려고 하지 않았다.

C그룹은 자신이 암 환자가 되었다는 현실을 무시한 사람들이다. 그들은 의사의 설명을 진지하게 들으려 하지 않았고, 자신의 병에 얽매이지 않았다.

D그룹은 암에 맞서 싸운 사람들이다. 그들은 '암 따위에 내가 질 줄 알고!', '암을 낫게 하는 방법이 있다면 뭐든지 하겠다'라는 마음으로 투지를 불태우며 암과 맞섰다.

자, 어떤 결과가 나왔을까? 출발점에서 4개 그룹의 암 진행 상태는 거의 비슷했다. 그런데 10년이 지난 후에는 어떤 마음가짐으로 암과 마주했느냐에 따라 암의 진행 여부에 큰 차이가 나타났다.

생존율이 가장 낮은 그룹은 절망에 빠져 비관으로 일관했던 A그룹이었는데, 생존율이 고작 20퍼센트에 불과했다. B그룹과 C그룹은 그보다 조금 높았고, 가장 생존율이 높았던 것은 적극적으로 암과 싸웠던 D그룹으로 생존율이 70퍼센트에 달했다.

마음가짐 하나로 생존 여부에서 3.5배나 격차가 벌어진 것이다. 의학계에서는 매우 모호하고 수치화할 수 없는 마음이란 것을 되도록 배제하면서 연구를 진행하는 경향이 있다. 그러나 이 연구 결과를 보면 마음가짐이 의학적으로 무시할 수 없는 요소임을 확인할 수 있다.

'어떤 마음가짐을 지녔느냐' 하는 것은 '어떤 사건에 대해 어떤 방향으로 상상을 할 수 있느냐'의 문제이기도 하다. 암이 점점 퍼지는 상상을 하면 암이 더욱 기세를 떨칠 것이고, 반대로 암이 줄어드는 상상을 하면 암이 작아지기도 한다.

다시 말하지만 어떤 상상을 하든 그것은 그 사람의 자유다. 그런데 자신의 몸 상태가 더욱 좋아지는 상상을 하면 상상한 대로 좋은 방향으로 나아지게 된다. 따라서 아무리 괴로운 일이 있어도 자신을 책망

하거나 우울해하지 말고, 괴로운 때일수록 그 괴로움을 뛰어넘어 즐겁

게 살아가는 장면을 상상하기 바란다.

실제 나이에서 15를 뺀 나이로
현재를 살아라

자신이 60세가 되었다고 가정해보자. 60세를 맞이한 감회가 어떨 것 같은가? "이제 곧 환갑이니 인생을 한 바퀴 돈 셈이군. 이제부터 또 하나의 인생이 시작되겠군"이라고 말하는 사람도 있을 것이고, "이제 더는 나이를 먹고 싶지 않아"라고 말하는 사람도 있을 것이다. 상상의 힘은 우리가 생각하는 것보다 훨씬 더 막강하다. 따라서 스스로 늙고 쇠약해졌다고 상상하면 정말로 쇠약한 노인이 되고 만다.

나도 곧 70세가 된다. 그런데 지금 시대의 60세, 70세는 과거의 60세, 70세와는 전혀 다르다. 요즘은 뒷방 노인 취급을 받을 만큼 신체적으로 늙어서 비칠비칠하는 70세는 찾아보기 어렵다. 그런데 신체적으로는 아닐지 몰라도 마음은 옛날 70세와 똑같아서 아직 충분히 일할 수 있는데도 뒷방 노인네를 자처하는 사람들이 꽤 있다고 한다.

50년 전과 비교하면 평균수명이 15세 정도 늘어났다. 그러므로 50년 전의 사람들과 비교하고 싶다면 지금 나이에서 15세를 빼고 비교해야 공평하다.

따라서 지금 70세인 사람은 50년 전 나이로 55세이다. 이제 슬슬 직장에서 은퇴할까 말까를 고민하는 연령인 것이다. 지금 60세인 여성이라면 아직 45세인 셈이다. 환갑잔치 따위를 생각할 나이가 아니다. 50세인 여성이라면 아직 35세에 불과하다. 손자손녀만 돌보고 지내기에는 정말로 아까운 나이가 아닐 수 없다.

노인을 바라보는 시각은 50년 전이나 지금이나 별반 다르지 않다. 70세가 되면 사회활동은 하지 않고 뒷방 노인네처럼 베란다의 화분이나 가꾸면서 하루하루를 보내면 된다는 인식이 아직도 그대로다.

고정관념과 실제의 괴리가 매우 커져 있는 현실에서 고정관념에 자신을 끼워 맞추고 살아가서는 안 된다. 그것은 삶을 비극으로 만드는

지름길이다.

고령사회라는 말을 머릿속에 떠올려보자. 어떤 모습이 연상되는가? 노인들만 가득한 우울한 사회를 상상하는 사람이 많을 것이다. 그런 생각을 하면 정말로 그렇게 되고 만다. 하지만 현대의 고령자는 과거의 이미지처럼 어둡지만은 않다. 그런데도 하나 같이 과거 속 노인네 취급을 하고 있는 것을 보면 고령자의 한 사람으로서 매우 화가 난다.

나는 개인적으로 장밋빛 고령사회를 상상한다. 이 책을 읽고 있는 당신도 지금 나이가 몇 살이든 일과 사랑 모두 진행 중인 삶을 꿈꾸기 바란다. 그것들은 절대로 젊은이들의 전유물이 아니다. 그렇게 생각하고 살면 병도 걸리지 않는다. 병원에 그토록 많은 노인들이 몰려드는 일도 없을 것이다. 지금이야말로 고정관념으로 자리잡힌 고령자의 모습을 바꿀 때이다. 변경 암호는 '실제 나이−15'이다.

멀쩡한 사람도 병원에 다니면 아프다

나는 직업이 의사지만 몸이 어디가 좀 아프다고 병원을 찾는 것을 그다지 추천하지 않는다.

스트레스가 얼마나 몸에 큰 영향을 미치는지를 조사하기 위해 쥐를 이용해 실험을 했다. 갓 태어난 새끼 쥐를 어미 쥐에게서 떼어놓고, 스트레스를 크게 받았을 때 어미 쥐가 어떻게 되는지를 관찰하는 다소 비정한 실험이었는데, 새끼를 빼앗긴 어미 쥐는 완전히 기운을 잃고 얼마 지나지 않아 병에 걸릴 만큼 쇠약해졌다.

이 실험으로 또 다른 사실이 밝혀졌는데 우리는 이 점에 주목하자. 몹시 울적해져서 기운을 잃은 어미 쥐와 다른 건강한 쥐를 함께 있게 했다. 그랬더니 건강하던 쥐마저 어미 쥐와 마찬가지로 점점 기운을 잃어갔다.

사람도 마찬가지다. 곁에 기운을 잃고 풀이 죽은 사람이 있으면 나까지 기운이 없어진다. 의사인 내가 병원 문턱을 자주 들락거리는 것이 좋지 않다고 얘기한 이유를 이제 이해할 것이다. 병원에 가면 건강하고 기운 넘치는 사람이 거의 없다. 대부분 병에 걸려 몸이 아픈 환자들이 생활하기 때문에 기운이 없고 활기가 없다. 그런 곳에 가면 건강한 사람까지 기운을 잃게 되는 것은 당연한 이치다.

고통이 심해서 치료가 필요할 때는 어쩔 수 없지만 사소한 증세로 병원에 가는 것은 그야말로 수명을 단축하는 행위와 같다. 암 전문의가 암으로 사망하는 일이 종종 있는데, 대부분의 시간을 암 환자와 보내기 때문에 그렇게 되는 것도 이상한 일이 아니다. 의사라고 해서 환자만 진료하고 있어서는 안 된다. 자신을 위해서 무언가 흥겨운 활동으로 기운을 얻지 않으면 건강을 지키기 힘들다.

몸에 힘이 없고 어딘가가 아프다면 병원을 찾기 전에 먼저 건강한 사람들이 모여 있는 곳으로 발걸음을 옮겨볼 것을 권하고 싶다. 정말로 기운이 주위 사람들로부터 옮겨지는 것이라면 내 몸에 우울함이나 슬픔이 옮겨오는 것보다 생기가 옮겨오는 게 낫지 않겠는가.

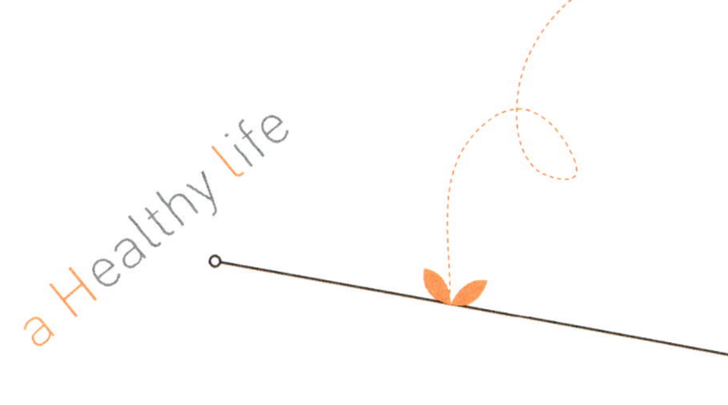

일 중독자는
암에 걸리기 쉽다

우리는 부지런함을 미덕으로 여긴다. 그러나 아침부터 밤늦게까지 부지런하게 일만 하는 사람은 지쳐서 면역력이 떨어지고 암에 걸리기 쉽다.

지나치게 일을 많이 하면 왜 암에 걸리는지에 대해 얘기하기에 앞서 자율신경에 관해 간단히 설명하기로 한다.

자율신경에는 교감신경과 부교감신경이 있다. 교감신경이 우위가 되면 마음이 긴장해서 몸도 활동 상태가 된다. 한편 부교감신경이 우위가 되면 긴장이 풀려서 몸은 휴식 상태가 된다. 자동차로 비유하면 교감신경은 액셀러레이터이고 부교감신경은 브레이크가 된다.

아침부터 밤늦게까지 일만 하는 사람은 줄곧 교감신경이 우위에 있게 된다. 자동차의 액셀러레이터를 계속 밟고 있는 셈이다. 원래 사람의 몸은 낮 동안 일하고 해가 저물면 쉬도록 되어 있다. 그런데 그런 자연의 섭리를 무시하고 줄곧 일만 하게 되면 그 리듬이 깨져서 늘 신경이 흥분 상태에 놓여 있게 된다.

그러면 일을 마치고 귀가해도 잠을 쉽게 이루지 못하고 편안하게 있을 수가 없다. 몸의 긴장이 풀리지 않기 때문이다. 몸에 무슨 문제가 생긴 것 같아 병원에 가면 자율신경실조증이라는 진단과 함께 수면제나 신경안정제를 처방받게 된다.

자율신경은 면역세포와도 매우 밀접한 관계를 맺고 있다. 교감신경이 우위가 되면 세포질 속에 둥글고 잔 알갱이가 많은 과립백혈구라는 면역세포가 생생해지고, 부교감신경이 우위가 되면 림프구(백혈구의 하나로, 골수와 림프 조직에서 만드는 둥근 세포이다 – 옮긴이)라는 면역세포가 생생해진다. 일 중독자가 암에 걸리기 쉽다는 것은 암에 대한 면역 기능을 림프구가 주로 맡고 있기 때문이다. 일을 지나치게 많이 해서

교감신경이 우위에 있게 되면 면역 기능을 담당하는 림프구가 기운을 잃게 된다.

림프구를 건강하게 하려면 부교감신경이 우위에 있게 해야 한다. 즉 긴장을 풀어야 한다. 그렇다고 아침부터 밤까지 빈둥빈둥 지내라는 말은 아니다. 평범한 직장인이라면 낮에는 열심히 일하고 날이 저물면 일을 끝마치고 휴식을 취하는 것이 림프구를 위해서 좋다는 이야기다.

내가 아는 한 정신과 의사는 워낙 바빠서 밤에 충분히 잠을 잘 시간이 없었다. 그래서 조금이라도 시간이 나면 10분이든 15분이든 짬짬이 낮잠을 자서 건강을 챙긴다고 했다.

밤늦도록 일을 해야 하는 경우라면 꼭 낮잠을 자기 바란다. 낮잠은 교감신경의 긴장을 풀어주는 역할을 하기 때문에 매우 중요하다. 낮잠을 얼마나 자야 하는지에 대해서는 사람에 따라 의견에 차이가 있지만 나는 20~30분 정도면 충분하다고 생각한다.

여성이 우울증에 걸릴 확률은
남성의 두 배다

여성은 남성에 비해 호르몬의 영향을 받기 쉽다. 초경, 임신, 출산, 육아, 폐경, 갱년기장애 등 호르몬의 분비라는 관점에서 보면 여성은 격동의 일생을 보낸다고 할만하다. 반면 남성에게는 이런 변화가 없는 편이다.

요즘은 여성의 사회활동이 많이 늘어나긴 했지만 남성중심의 사회에서 활약하는 게 여전히 쉽지만은 않다. 사회 분위기가 많이 바뀌었다고는 하지만 아직도 가야할 길이 멀다.

국회의원 집단을 예로 들어보면, 여성 국회의원의 수가 늘었지만 국회는 그들이 여성성을 지키며 일할 수 있는 환경이 아니다. 마치 여성이 아닌 것처럼 남성 의원과 맞부딪치며 격렬하게 논쟁을 벌여야 한다. 알맹이는 여성이지만 남성의 갑옷을 입고 전쟁터에 서 있는 셈이다. 국회에서 여성다움은 필요가 없다. 여성의 감각을 국정에서 살려보고자 입후보했다 하더라도 현실적으로는 그런 것이 통하지 않는다.

여성을 더욱 힘들게 하는 것은 밖에서는 남성성을 요구받고 집에 돌아오면 아내이자 어머니, 즉 여성성을 요구받는다는 점이다. 사회적 분위기가 크게 바뀌긴 했지만 요리, 청소, 빨래, 육아는 여전히 여성의 몫으로 남아 있다. 아이가 학교에 입학하면 학교 행사에 참여하는 것도 거의 엄마의 몫이다.

그렇잖아도 호르몬의 변화에 따라 항상 몸과 마음이 미묘하게 요동치는데, 남자가 되었다가 여자가 되었다가 하는 나날이 계속되면 자신을 조절하기가 더욱 어려워진다.

그런 것들이 바로 여성 우울증의 증가를 가져오는 요인이다. 여성이 평생 동안 우울증에 걸릴 확률은 8퍼센트로 무려 남성의 두 배라고 한다.

이 책을 읽는 당신이 여성이라면 바깥일도 집안일도 모두 완벽하게 해내는 슈퍼우먼이 되겠다는 생각을 버리기 바란다. 그러다가는 얼마 지나지 않아 지치고 말 것이다. 사회생활과 가정생활 사이에서 어느 정도 합의점을 찾는 것이 자신의 건강을 위해 현명한 태도이다.

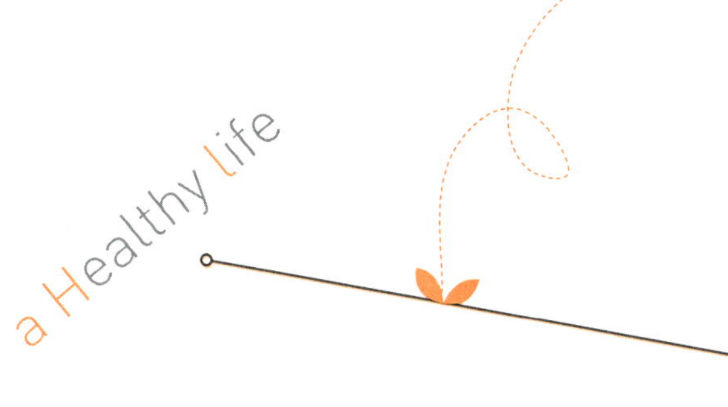

여성 암의 가장 큰 원인은
스트레스다

여성의 암은 스트레스가 가장 큰 원인이다. 2007년, 중국 상하이에 있는 푸단 대학 의학원 부속 종양의원은 상하이 여성의 사망 원인 1위는 유방암이며, 발병률이 35년 전보다 세 배 이상 증가했다고 지적했다.

통계에 따르면, 매년 상하이에서는 4,500명의 여성이 유방암에 걸린다. 상하이는 중국에서 유방암 발병률이 가장 높은데 그 증가 추세는

가히 놀랄 만하다. 1972년에는 10만 명당 17명이었는데, 최근에는 10만 명당 55명으로 크게 늘어났다.

세계 2위의 경제대국으로 올라선 중국은 여성의 사회 진출이 그만큼 활발해졌다. 다시 말하면 오늘날 상하이의 여성들은 옛날과는 비교도 되지 않을 만큼 스트레스가 심한 사회에서 살고 있다. 그것이 유방암의 급증으로 이어졌다고 볼 수 있다.

유방암은 에스트로겐이라는 호르몬이 과잉 분비되어 발생한다. 에스트로겐의 분비를 촉진하는 요인으로는 스트레스, 불규칙한 수면, 단백질의 과잉 섭취 등을 꼽는다. 상하이의 여성들은 중국에서도 가장 억세다는 평가를 받는데, 그런 그들도 최근 몇 년 사이 스트레스를 심하게 받아 건강을 크게 해치게 되었고, 그 결과 우울증과 암으로 쓰러지는 여성이 늘고 있는 것이다.

실험용 쥐에게 스트레스를 계속 주면 부신에서 코르티코스테론이라는 호르몬이 분비된다. 그 농도를 측정하면 스트레스에 대한 민감도를 알 수 있는데, 수컷 쥐와 암컷 쥐에게 똑같은 스트레스를 주었더니 암컷이 분비하는 코르티코스테론의 농도가 진했다. 즉 암컷이 수컷보다 스트레스에 민감한 것이다.

아토피에 비누는
독이다

상당히 오래 전부터 아토피 피부염을 앓는 아이들이 계속 늘어나고 있다. 아이들의 아토피 피부염은 단순히 아이를 키우는 엄마의 고민을 넘어 어느덧 사회문제가 될 정도다.

대개는 병원에서 약을 처방받아 치료하는데 병원에서 처방받은 약은 일시적으로 증세를 누그러뜨릴 뿐 근본적인 치료법이 되지 못한다. 그래서 아토피가 사라졌다고 안도하는 순간 다시 증상이 나타나고, 그

과정이 반복되는 것이 현실이다.

몽골의 시골에서는 아토피를 앓는 아이가 단 한 명도 없다. 우리와 흡사한 인종인 몽골 사람들에게는 왜 아토피가 없는지를 조사했는데, 뜻밖의 사실이 밝혀졌다.

그 해답의 열쇠는 바로 '목욕'이었다. 몽골 사람들은 파오라는 천막을 가지고 다니면서 유목민 생활을 하기 때문에 거의 목욕을 하지 못한다. 그에 비해 우리는 매일같이 목욕을 하고 몸의 구석구석을 비누 칠한다.

아토피로 마음고생을 심하게 하고 있다면 아토피 연구 전문가인 내 조언을 새겨듣기 바란다. 지금부터라도 비누 사용을 자제하라.

아이를 비누와 때수건으로 박박 씻기는 습관이 아토피를 만연하게 한 원인이다. 요즘 엄마들은 티끌만 한 더러움도 허용하지 않는다. 그래서 아이를 수시로 씻기고 닦아낸다. 그것은 유아용 비누가 얼마나 많이 팔리는지를 조사해보면 알 수 있다.

그런데 왜 비누를 자주 쓰지 않는 것이 좋을까? 인간의 피부는 매우 얇아서 세균이나 먼지 등 아토피를 일으키는 항원 물질이 피부를 통해 몸속으로 들어가기가 쉽다. 그것을 막기 위해 있는 것이 피부 표면의 얇은 지방산 막인데 비누를 쓰면 그것이 떨어져 나가버린다. 게다가 때수건으로 문지르면 피부에 상처가 생기게 되고 그 틈으로 항원이 침입하게 된다.

아기를 목욕시킬 때는 따뜻한 물로 더러움을 씻어내는 것으로도 충분하다. 비누와 때수건을 쓰는 습관을 버리기만 해도 아토피 증세는 상당히 개선되니 꼭 실천하기 바란다.

대체로 깔끔하고 꼼꼼한 엄마의 아이가 아토피에 걸릴 확률이 높다. 조금만 더러워져도 비누로 씻기고, 슬쩍 습진만 생겨도 또 비누로 씻긴다. 그야말로 악순환의 고리다. 엄마가 게을러서 욕조물에 아이를 담갔다가 빼는 것으로 목욕을 끝내는 가정에서는 아토피가 아마 없을 것이다.

이것은 성인도 마찬가지다. 비누와 때수건으로 피부를 거칠게 문지르면 다양한 피부트러블이 일어난다. 가려움증이 생겨 그 부위를 긁거나 문지르게 되고, 그러면 증상은 더욱 악화되어 피부 건강이 점점 나빠진다.

비누와 때수건으로 온몸을 뽀드득 소리가 나도록 씻지 않아도 사람들이 불쾌감을 느낄 만한 냄새는 잘 나지 않는다. 개인적으로는 새들처럼 물에 텀벙 뛰어들었다가 금세 나오는 정도로 목욕을 해도 괜찮지 않을까라는 생각을 한다.

꽃가루 알레르기와
긴장감의 관계

이번에는 꽃가루 알레르기에 대해 이야기해보자. 주변을 둘러보면 꽃가루 알레르기로 고생하는 사람들이 적지 않다. 특히 도시에서는 꽃가루가 날아다니는 계절이 되면 마스크를 쓴 사람들을 심심치 않게 볼 수 있다.

꽃가루 알레르기에서 벗어나려면 어떻게 해야 될까? 나는 명확한 답을 가지고 있다. 바로 '긴장감'이다. 긴장감을 늦추지 않고 살면 꽃가루 알레르기에 시달리지 않는다. 알고 보면 꽃가루 알레르기도 마음과 깊은 연관이 있는 병이다.

텔레비전에서 아나운서가 생방송 중에 재채기를 하는 모습을 본 적이 있는지 잘 생각해보자. 아나운서 중에도 꽃가루 알레르기를 앓는 사람이 적지 않을 텐데 생방송 중에는 증상이 나타나지 않는다. 그들이 긴장감을 잃지 않고 일을 하기 때문이다.

미국의 메이저리그에서 활약하는 야구선수 마쓰이 히데키도 꽃가루 알레르기가 심한 사람이다. 그러나 시합 중에 재채기가 멈추지 않아 고생했다는 이야기를 들어본 적이 없다. 개인적인 시간이나 연습 때처럼 긴장이 풀렸을 때에는 콧물이 흐르고 재채기가 끊이지 않을 것이다. 그러나 경기 중에는 절대 그런 일이 일어나지 않는다.

그러면 의학적인 관점에서 꽃가루 알레르기에 대해 좀 더 살펴보자.

꽃가루 알레르기는 삼나무, 편백나무, 돼지풀 등의 꽃가루가 범인이다. 그런데 삼나무 숲으로 둘러싸인 산간 마을에 사는 사람들이 꽃가루 알레르기에 시달리는지를 조사해보면 의외로 그렇지 않다. 게다가 도시에 살 때는 꽃가루 알레르기 증세가 심했는데 삼나무가 많은 시골에 가서 살았더니 다 나았다는 사람도 있다. 어찌된 영문일까?

사실 꽃가루만으로 꽃가루 알레르기에 걸리는 것은 아니다. 꽃가루 알레르기는 면역의 항원항체 반응에 의해 일어나는데, 이 반응이 일어나려면 항원(알레르겐)과 항체뿐 아니라 그 항체에 면역이 반응하도록 유도하는 물질이 필요하다.

독감 백신을 접종할 때에도 그런 성격을 지닌 물질을 함께 주사하는데, 이 물질을 전문용어로 면역조성제adjuvant라고 한다. 꽃가루 알레르기를 일으키는 데도 이러한 물질이 필요하다. 이때 그 역할을 하는 것이 배기가스이다. 특히 경유차의 배기가스가 면역조성제로서 작용한다. 그래서 꽃가루 알레르기를 도시 사람들이 많이 앓는 것이다. 경유차에 대한 규제가 확산되면 꽃가루 알레르기도 조금 잦아들지 않을까 생각한다.

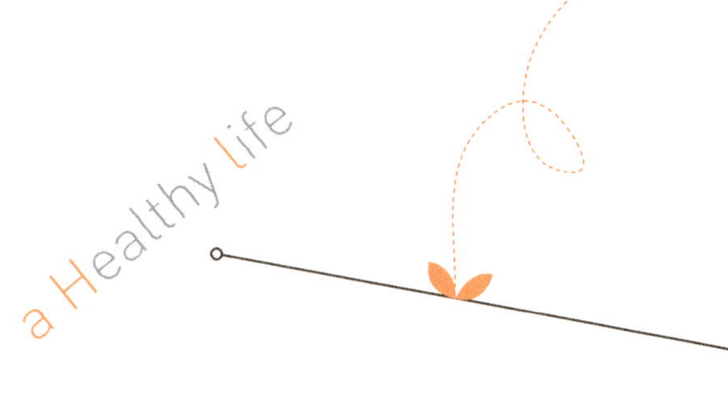

건강을 원한다면 먼저
건강염려증에서 벗어나라

사람의 몸에는 건강을 유지하려고 하는 힘인 항상성(恒常性, homeostasis)이라는 작용이 있다. 이것은 매우 강력해서 외부에서 다소 나쁜 자극을 받아도 꿈쩍도 하지 않는다.

가령, 따뜻한 물로 목욕을 해서 몸을 따뜻하게 하더라도 금세 원래 체온으로 돌아간다. 다시 말하면 사람마다 최적의 체온이 있고, 우리 몸은 그 체온을 유지하려는 힘이 있어서 목욕으로 몸을 덥히는 정도로는 항상성에 아무런 영향을 주지 못한다는 뜻이다.

우리가 이 항상성이라는 힘을 얼마나 믿느냐 하는 것이 건강과 장수를 좌우하는 열쇠가 된다.

감기에 걸리면 열이 나는데, 열은 외부에서 침입한 바이러스를 물리치려는 몸의 방어 반응이다. 몸이 병을 이겨내기 위해 열을 낸다는 말이다. 그런데 사람들은 해열제를 먹어 열을 낮추려고 한다. 독감 환자가 해열제를 먹고 뇌증(중병 또는 고열로 뇌에 의식장애가 일어나는 병 — 옮긴이)을 일으켜 사망한 예가 있듯이, 그것은 좋은 방법이 아니다. 몸이 스스로 병을 이겨낼 수 있는 시간을 주고 기다리는 게 맞다.

설사 역시 몸에 좋지 않은 것을 먹었을 때 그것을 바깥으로 내보내 해독하려 할 때 일어나는 몸의 반응이다. 그런데 냉큼 설사약을 먹어서 설사를 멎게 하면 나와야 할 독이 몸속에 그대로 머물게 된다.

우리 몸에 일어나는 반응은 모두 의미가 있다고 보는 게 맞다. 병에도 의미가 있고, 노화에도 의미가 있다. 누구나 병이나 노화를 피하고 싶어하지만 싫다고 피할 수 있는 일은 아니다.

어차피 피할 수 없는 일이라면 머리를 싸매고 걱정하기보다 즐기는 것이 낫다는 말이 있지 않은가. 물론 병에 걸렸을 때는 완치하려는 노력을 해야 한다. 하지만 병에 걸렸다고 해서 반드시 불행한 것도 아니고, 병에 걸리지 않았다고 해서 반드시 행복한 것도 아니다. 세상에는 무조건 좋고, 무조건 나쁜 것은 없다. 또한 무엇이 좋고 무엇이 나쁜지 경우에 따라 다르기 때문에 명확하게 말할 수도 없다. 어쨌든 내게 다가온 것이 병이든, 노화든 제대로 받아들일 수 있는 마음가짐을 갖추는 게 현명하다.

먼저 그것들을 인정하고 나서 어떻게 대처할지를 생각하자. 그 정도 마음가짐을 가질 수 있는 여유가 생기면 인생은 매우 즐거워진다. 즐겁게 살면 병도 잘 걸리지 않는다.

여기까지 읽고 나면 건강염려증이나 건강 노이로제에 그동안 너무 시달려왔던 게 아닌가 하는 생각이 들 것이다. 이제부터는 마음을 조금 편하게 가져보자. 다음 장에서는 스트레스를 받지 않고 편한 마음으로 건강하게 장수할 수 있는 방법에 대해 알려줄 것이다.

3장

술, 담배의 유혹을
꼭 물리칠 필요는 없다

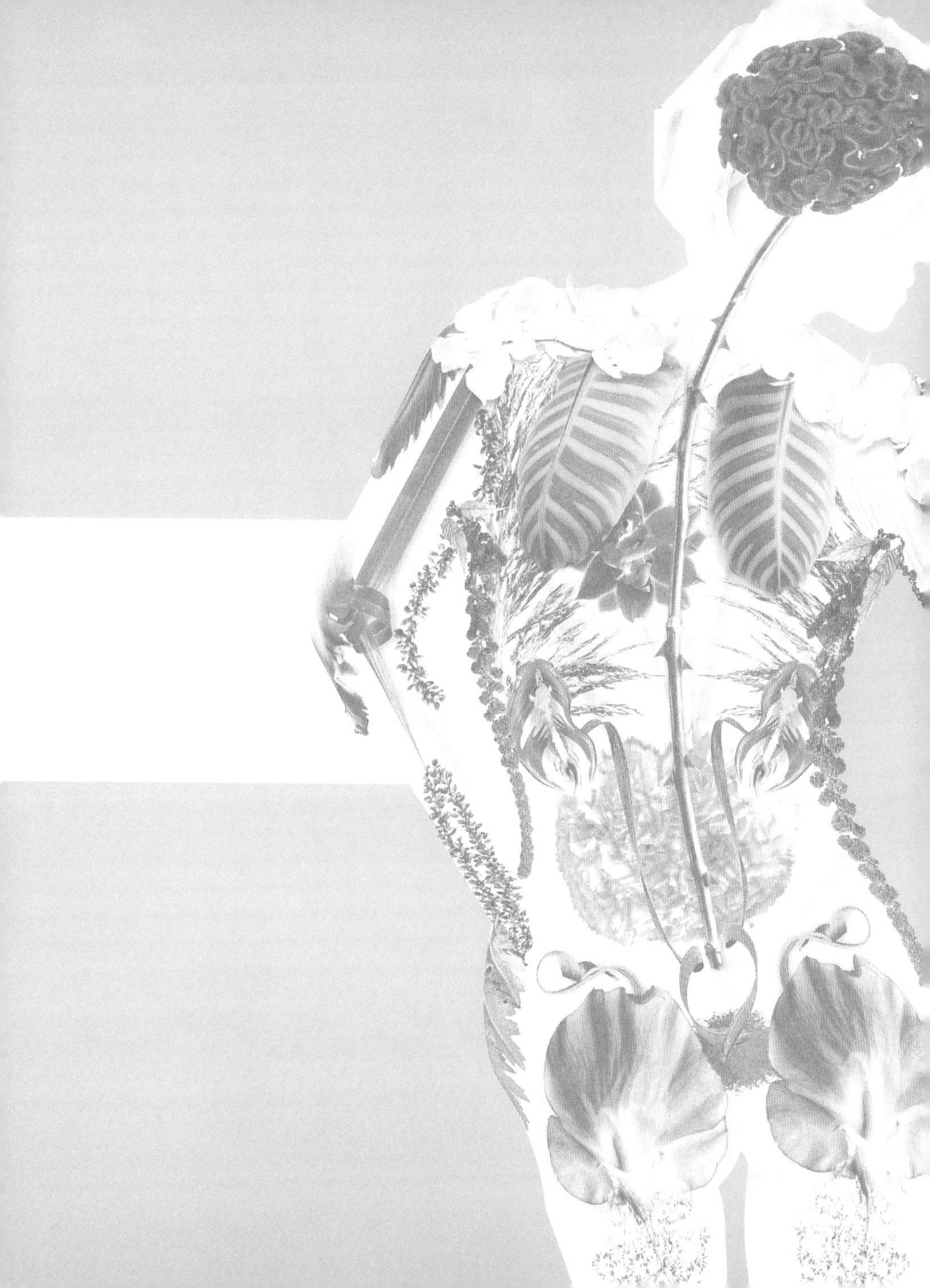

건강검진에서 정해놓은 기준값은 대부분 연령과 성별을 따지지 않고
2, 30대 젊은 사람들을 기준으로 작성한 것이다.
그 수치를 고령자에게 적용하게 되면 무리수가 따른다.

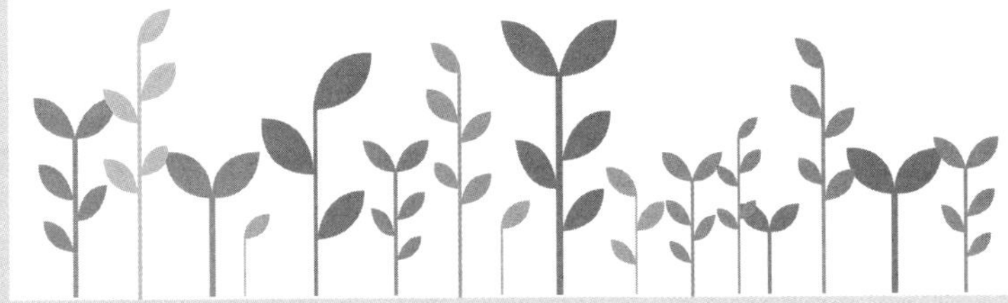

흡연율과 폐암은
과연 인과관계일까?

담배는 몸에 좋을까, 나쁠까? 무슨 그런 뻔한 질문을 하느냐는 사람이 대부분일 것이다. 흡연자조차도 담배가 몸에 좋지 않은 것을 알면서 피운다고 대답한다. 그리고 흡연이 폐암의 주된 원인이라는 데 이의를 제기할 사람은 없을 것이다. 그런 이유 때문에 실제로 최근 몇 년 사이에 스스로 담배를 끊거나 가족에게 떠밀려 억지로 금연하는 사람이 많다. 게다가 흡연으로 발생하는 질환이 국가 전체의 사회 경제적 부담을 가중시킨다는 인식과 함께 비흡연자들의 건강과 행복추구권을 존중해야 한다는 차원에서 사회정책적으로 금연운동이 활발하게 이루어지고 있다.

그런데 다음의 통계를 한번 보자.

1965년 일본인의 흡연율은 남성 82.3퍼센트, 여성 15.7퍼센트였다. 이후 특히 남성의 흡연율이 차츰 낮아져서 2005년에는 남성 45.8퍼센트, 여성 13.8퍼센트로 감소했다. 만약 담배가 폐암의 원인이었다면 흡연율의 감소에 따라 폐암환자도 줄어들었어야 한다.

그러나 실제로 1970년에 1만 489명이었던 폐암환자는 2002년에 5만 6,000명으로 5배 이상 늘어났다. 또한, 2007년 일본 후생노동성이 발표한 자료에 따르면 남성 인구 10만 명당 암 사망률을 조사한 결과 폐암이 가장 높았다. 40년 사이에 7배나 증가했는데, 특히 1990년대에 들어서면서 급격한 증가 추세를 보였다.

1950년대 후반부터 시작된 경제 성장기에 남성들은 지금과 비교할 수 없을 만큼 독한 담배를 피웠다. 그런데도 그때보다 지금 폐암 발병률이 높다. 그렇기 때문에 단순히 흡연 이외의 복합적인 환경적 요소를 배제할 수는 없다. 이쯤 되면 무언가 다른 요인이 있다고 의심해보는 게 옳지 않겠는가!

전 세계적으로 금연운동이 진행중이라고 할 만큼 요즘은 그 관심도가 높다. 그러나 폐암은 줄어들 기미를 보이지 않고 나날이 증가 추세에 있다.

그렇다고 내가 흡연자들을 감싸고돌거나 옹호하려는 것은 아니다. 콜레스테롤의 경우도 마찬가지다. 콜레스테롤은 나쁘다는 의견의 이면에 숨겨진 진실은 무시된 채로 그 소문이 너무 쉽고 빠르게 퍼지고 있다.

주체적인 건강한 삶을 살기 위해서는 고지식한 성실함에서 벗어날 필요가 있다. 다른 사람의 말을 일방적으로 받아들이지 말고 자신이 어떤 선택을 할지 스스로 결정하는 사람이 되자. 주변에서 난무하는 이야기에 휘둘리지 않고 자신의 판단으로 자신의 몸에 맞는 건강법을 선택하고 조절하는 것이야말로 건강을 지키는 최선책이다.

금연 스트레스가
흡연보다 더 해롭다

A씨가 친구 B씨의 병문안을 갔다. B씨는 대단한 애연가에다 술도 좋아하고 호탕하게 살던 사람이었다. 그런데 건강할 때는 그렇게 질색하던 단 것을 입에 달고 있는 것을 보고 A씨는 깜짝 놀랐다.

입원과 동시에 B씨는 담배와 술이 일절 금지되었다. 늘 곁에서 함께 하던 술과 담배와 멀어지면서 대신에 단 것에 손을 대었던 것이다.

사람의 3대 기호품을 꼽자면 술과 담배와 단 것이다. 이것들은 심신을 안정시키는 역할을 하는데, 이것을 전부 금지하면 어떻게 될까? 그 금단 증상이 궁금한 사람은 자신의 몸으로 한번 실험해보기 바란다. 술과 담배와 단 것을 입에 대지 못하는 생활을 하는 사람에게는 과연 어떤 일이 일어날까? 십중팔구 욕구불만에 시달리는 사람이 되고 말 것이다.

노인시설 이용자들을 대상으로 꾸준히 흡연을 하면서 65세를 넘긴 사람과 비흡연자의 생존곡선을 비교한 조사자료가 있는데, 그에 따르면 수명에는 전혀 차이가 없는 것으로 밝혀졌다. 때문에 나는 50세까지 담배를 계속 피운 사람이라면 이제 와서 새삼스레 금연할 필요가 없다고 생각한다.

흡연이 몸에 해로운 것은 세포 분열이 활발한 미성년자 때 얘기다. 그 시기를 지나서 50세가 될 때까지 담배를 피우면서 건강하게 살고 있다면 그런 사람에게는 담배가 해가 되지 않는다고 보아도 무방하다. 50세가 넘어 병이 발견된다 하더라도 그 책임을 담배에 전가하기보다는 다른 복합적인 원인을 찾아보는 것이 적절한 치료법을 찾는 데 더 도움이 될 것이다.

흡연자라면 자신에게 담배가 어떤 존재인지 한번 생각해보기 바란다. 타성에 젖어 습관처럼 피우고 있다면 끊는 것도 하나의 선택이 될 수 있다. 그러나 흡연이 기분전환이나 스트레스 해소에 도움이 되고 있다면 억지로 금연하는 것은 역효과를 일으킬 가능성이 크다.

현대 의학은 사람의 마음을 거의 고려하지 않고 발전했다. 오로지 어떤 성분이 몸에 어떤 영향을 주느냐에만 초점을 두고 '이건 좋다', '저건 나쁘다' 식으로 판단해온 것이다. 알코올과 니코틴과 설탕이 몸에 좋지 않은 영향을 주는 것만은 분명한 사실이다. 하지만 그것들이 마음을 편안하게 해주고 스트레스 해소에 도움을 준다면 그 점까지 고려해서 득과 실을 따지는 게 옳다.

뒤에서 다시 구체적으로 얘기하겠지만 우리 몸에 병을 만드는 가장 큰 원인은 과도한 스트레스이다. 담배와 스트레스 중에서 어느 쪽이 더 나쁘냐고 묻는다면 나는 망설이지 않고 '스트레스'라고 대답할 것이다. 따라서 담배를 피우면 스트레스가 해소된다는 사람에게는 담배가 무조건 나쁘다고만은 할 수 없을 것이다.

대부분의 세상 사람들이 담배를 나쁜 것으로 여기는데 정말로 담배는 나쁜 것일까? 모든 사물에는 동전의 양면이 존재한다고 믿는 나 같은 사람은 이런 의문을 머리에서 떨쳐낼 수가 없다.

멘톨 담배의
숨겨진 비밀

사회 전반적으로 금연 돌풍이 일고 있는 요즘 같은 시절에 담배를 끊지 못하는 사람은 주눅이 들게 마련이다. 그런데 그런 사회적 분위기에 휩쓸려 어쩔 수 없이 금연 대열에 서야 하는 사람들은 스트레스가 이만 저만이 아니다. 이런 강제적인 금연운동이 그들의 건강에 정말로 이로울지는 의문스럽다. 하루 빨리 그들은 담배를 대신해 스트레스를 풀 수 있는 취미생활이나 다른 방편을 찾아야 할 것이다.

한편, 도저히 담배를 끊을 자신이 없는 사람들 중 일부는 궁여지책으로 타르와 니코틴의 함량이 낮은 담배로 바꾸기도 한다. 그러나 이런 임시변통은 안 하느니만 못하다.

담뱃갑에 표기된 타르 양이 지금까지 피워왔던 담배의 10분의 1 수준이라고 해도 폐암의 위험은 줄어들지 않는다. 오히려 높아진다는 연구보고가 있다.

"사망률이 높은 폐선암(폐암의 일종 – 옮긴이)을 유발하는 것으로 추정되는 물질 니트로소아민은 저타르 담배일수록 많이 발생한다", "네덜란드에서는 저타르 담배가 발매된 1960년 무렵부터 발매 개수와 비례하듯 폐선암이 증가했다", "미국 국립암연구소의 역학조사에 따르면 저타르 담배가 발매된 뒤 미국, 영국에서 흡연이 원인으로 추정되는 폐암의 사망률은 줄지 않았다" 등의 보고가 있었다. 일본에서도 순한 담배의 매출이 꾸준히 늘고 있지만, 폐암으로 인한 사망자 수는 줄어들지 않았다.

반대로 순한 담배로 바꾸게 되면 흡연자는 니코틴의 혈중농도를 지키기 위해 무의식중에 개비 수를 늘리거나 연기를 깊게 들이마시기 때문에 니코틴이나 타르가 인체에 미치는 영향이 커진다.

일본의 후생노동성도 저타르 담배를 피우는 사람은 결과적으로 담뱃갑에 표기된 것보다 니코틴과 일산화탄소를 더 많이 흡수하게 되므로 동맥경화에 의한 심근경색이나 협심증을 일으키기 쉽다고 경고했다.

여성에게 인기가 많은 멘톨 담배는 연기가 목구멍을 지나갈 때 상쾌한 느낌을 준다. 때문에 흡연자는 연기를 더 많이, 그리고 폐 깊숙이까지 빨아들이게 된다. 결과적으로 그것은 니코틴 의존도를 높아지게 한다.

결론을 얘기하자면 건강을 생각한답시고 순한 담배를 피우느니 차라리 단호하게 끊자. 담배를 끊겠다고 결심했다면 단호하게 끊고, 계속 피우겠다고 결정했다면 애써 순한 담배를 선택할 필요는 없다. 담배가 몸에 해롭다는 생각을 하면서 흡연하는 것이 독한 담배를 피우는 것보다 훨씬 더 몸에 좋지 않기 때문이다.

니코틴이 꼭 나쁜 것만은
아니다

세상의 모든 사물에는 긍정적인 면과 부정적인 면이 공존한다. 담배도 부정적인 면만 강조하면 나쁜 것이지만 분명 긍정적인 면도 있다. 믿기 어렵겠지만 말이다.

18세기 유럽에서는 장에 병이 생긴 환자에게 항문을 통해 담배 연기를 불어넣는 치료법이 있었다. 담배에 병의 증세를 호전시키는 효과가 있었기 때문이다. 관련이 있다고 추측할 따름이지만 미국의 한 조사 결과에 따르면 궤양성대장염 환자 중에 흡연자는 극히 적다. 반면 흡연자 중에서 이 병에 걸린 사람은 비흡연자의 절반 이하 수준이다.

그 뒤부터 니코틴이 장 질환에 치료 효과가 있다는 가설 하에 세계 곳곳에서 임상실험이 진행되고 있다.

미국의 의학 잡지에 실린 연구보고에 따르면, 담배를 피우지 않는 궤양성 결장염(결장은 대장의 일부) 환자에게 팔뚝 등에 니코틴 패치를 붙여서 피부로 니코틴을 흡수시켰더니 출혈성 설사나 복통 등의 증상이 개선되었다.

궤양성대장염은 독한 약을 써도 좀처럼 증상이 호전되지 않는 난치병의 하나이다. 심할 때는 장을 절제해야 하는 병이다. 그런 병을 니코틴으로 호전시킬 수 있다면 정말 획기적인 소식이 아니겠는가.

또한, 니코틴에는 신경계와 면역계의 연락 기능을 하는 물질로 관심을 받고 있는 아세틸콜린이라는 신경전달물질을 대체하는 성질이 있다는 사실이 밝혀졌다. 니코틴은 아세틸콜린 수용체에 작용해서 쾌감이나 행복을 느끼게 하는 신경전달물질의 방출을 자극한다. 그 결과 행복감이 커지고 면역력도 높아진다.

따라서 니코틴은 우울증이나 정신분열증, 알츠하이머병, 주의력결핍과잉행동장애[ADHD] 등에도 효과가 있을 것으로 기대된다.

세상 모든 사람들이 한목소리로 나쁘다고 주장하게 되면 다양한 가능성의 싹을 꺾어놓을 수 있다. 남이 하는 말을 곧이곧대로만 믿지 말고 조금 다른 각도에서 생각해보는 습관을 가져보자. 우리가 맞아야 할 미래는 더욱 불확실한 다양성의 시대가 될 것이다. 때문에 고정관념으로 자리잡은 지식이나 상식을 다른 시각으로 바라보는 훈련도 큰 의미가 있다.

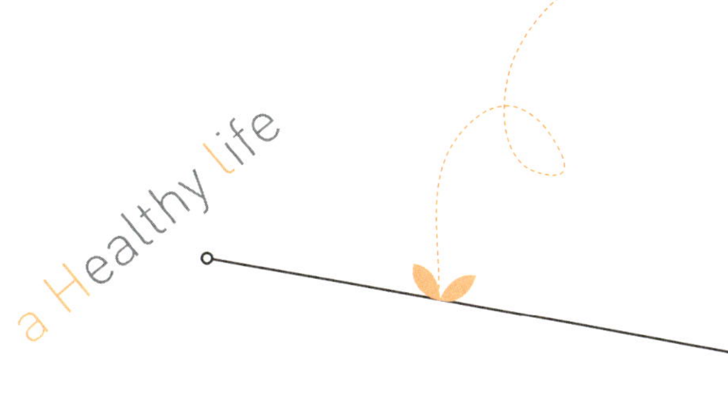

건강검진의 기준값은
2, 30대의 것이다

지금까지의 이야기들은 그동안 건강상식으로 알고 있었던 정보와 많이 다를 것이다. 건강에 해로운 점만 크게 강조하고 좋은 점은 부각시키지 않았기 때문이다. 그러니 세상의 건강상식에 얽매여 살 필요가 없다. 오히려 그런 정보에 얽매여 살게 되면 병에 걸리기 십상이다.

건강검진을 한 예로 들어보자. 건강검진에서 정해놓은 기준값은 대부분 연령과 성별을 따지지 않고 2, 30대 젊은 사람들을 기준으로 작성한 것이다. 따라서 그 수치를 고령자에게 적용하게 되면 무리수가 따른다. 5, 60대 치고는 충분히 건강한 편인데도 2, 30대의 건강 기준값에 비교하니, 당연히 건강에 이상이 있다는 결과가 나오는 것이다.

연령별 건강기준이 마련되어 있는 게 가장 이상적일 테지만 70대의 평균적인 건강 기준값을 내려고 해도 이 나이가 되면 한두 군데쯤 몸이 고장 나기 마련이어서 그것을 수치화해놓기가 어렵다. 그런 이유로 젊은 사람을 기준으로 삼은 건강검진 기준값을 고령자에게도 적용하고 있는 것이다.

이런 현실에서 고령자들은 어떻게 대처해야 할까? 내 생각에 가장 좋은 방법은 건강검진표의 결과를 신경 쓰지 않는 것이다. 6, 70대가 되어서 2, 30대와 경쟁하겠다는 생각은 그야말로 난센스다. 60세에게는 60세 수준의 건강이, 70세에게는 70세 수준의 건강이 있는 게 이치에 맞지 않겠는가.

예를 들자면, 40대의 암 환자와 70대의 암 환자 치료법은 달라야 한다. 70세를 넘기면 굳이 적극적인 치료를 할 필요가 없고, 아무런 치료를 하지 않는 것이 낫다는 의견이 있을 정도다. 그 나이에서는 치료를 하든, 하지 않든 그 후의 수명이 크게 바뀌지 않기 때문이다. 하지만 현대 사회는 환자 개개인의 연령 차이를 고려하지 않고 노인에게도 젊은 사람과 똑같은 치료를 권하는 경향이 있다.

암에 걸린 젊은 사람의 경우도 마찬가지라고 생각한다. 젊은 사람이라고 해서 꼭 수술과 항암제가 최선의 선택일 수는 없다. 앞으로 3년 더 살 수 있다는 시한부 선고를 받은 사람에게는 병원에서 치료를 받으며 시간을 허비하느니 얼마 남지 않은 여생 동안 그동안 하고 싶었지만 못했던 일을 하며 사는 게 나을 수도 있다. 그렇게 병원 치료를 거부하고 자신의 삶을 꾸렸던 사람이 치료를 받지 않았는데도 의사가 예측했던 기간보다 5, 6년 더 산 경우도 허다하다.

이것은 무엇을 뜻하는 것일까? 의학은 사실 사람은 물론 병에 대해 한 치의 오차도 없이 정확하게 알지는 못한다. '이렇게 해야 한다, 저렇게 해서는 안 된다'는 것은 어디까지나 통계자료에 의한 추측일 뿐 확실한 것이 아니다.

따라서 담배를 끊을 것인지 계속 피울 것인지, 술을 끊을 것인지 계속 마실 것인지, 병을 적극적으로 치료할 것인지 소극적으로 치료할 것인지에 대한 판단은 의사의 진단과 처방을 참고하되 최종 결정은 스스로 하는 게 현명하다.

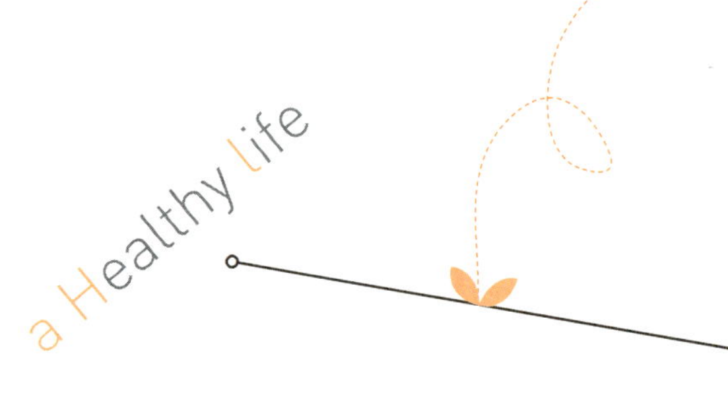

술 한 잔의 여유가
금주 스트레스보다 몸에 좋다

병원에 입원해 있다가 퇴원하는 남성 환자들이 담당의사에게 반드시 묻는 것이 있다.

"일주일에 한 번쯤은 술을 마셔도 괜찮을까요?"

입원 기간 내내 참아왔던 술이 얼마나 그리웠겠는가. 의사의 대답은 약속이라도 한 듯이 거의 비슷하다.

"맥주 한 잔쯤은 괜찮습니다. 일주일에 한 번 정도만 마시세요. 절대

과음하시면 안 됩니다.”

이때 환자가 만족할 만한 대답을 해주는 의사는 거의 없다. 그러나 내 개인적인 생각은 조금 다르다. 나는 필요 이상으로 금주를 할 필요는 없다고 생각한다.

아침부터 밤까지 술이 없으면 살 수 없는 사람은 병이 틀림없다. 하지만 하루를 마칠 무렵 ‘오늘 하루도 애썼다’라는 생각을 하며 가볍게 맥주를 마시는 것은 오히려 건강에 좋다고 생각한다.

사람들의 생활에는 강약의 리듬이 필요하다. 다람쥐 쳇바퀴 돌 듯 일상을 지루하게 사는 것이 건강에는 가장 나쁘다. 일할 때는 열심히 일하고, 쉴 때는 모든 것을 내려놓고 쉬는 데 전념해야 한다.

밤에 잠을 푹 자지 못하는 사람들이 늘고 있는 것도 낮에 회사에서 저지른 실수나 내일 할 일이 신경 쓰여 뜬눈으로 밤을 지새우는 탓이 크다. 이것은 건강을 위협하는 최악의 상황이다. 회사에 있을 때는 집중해서 일하고, 퇴근을 해서는 회사 일로 복잡한 머릿속을 가볍게 비우는 습관을 들이자. 그렇게 하지 않으면 정신건강에 매우 해롭다.

회사 일을 뒷전으로 미뤄두고 머리를 비울 때는 술이 큰 도움이 될 때가 있다. 요즘 젊은이들은 퇴근하고 술집에 들러 가볍게 한 잔 하는 일이 드물다고 한다. 과거에는 퇴근길에 동료들과 술집에 모여앉아 이런저런 푸념을 늘어놓고 농담도 해가면서 머릿속을 비우고 귀가했다. 어쩌면 이런 술자리가 없어지면서 우울증이 늘어나고 있는 건지도 모른다.

세계에서 가장 오래 산 사람으로 기네스북에 올랐던 이즈미 시게치요는 일본 가고시마 현 아마미의 특산품인 30도짜리 소주 130밀리리터를 물로 3배 희석시켜 데워 마시는 습관이 있었다고 한다. 긴장을 풀어줄 정도의 술은 이처럼 모든 사람에게 기분 좋은 행복감을 느끼게 한다.

술 한 잔을 마시며 행복을 느낄 수 있는 사람에게 굳이 일주일에 한 번만 마셔야 한다고 옭아매지 마라. 규칙을 정해놓고 애써 참는 것보다 하루를 마무리하는 자신만의 즐거운 습관으로 만드는 것이 오히려 건강에 좋다.

4장

생활습관만 바꿔도
면역력이 높아진다

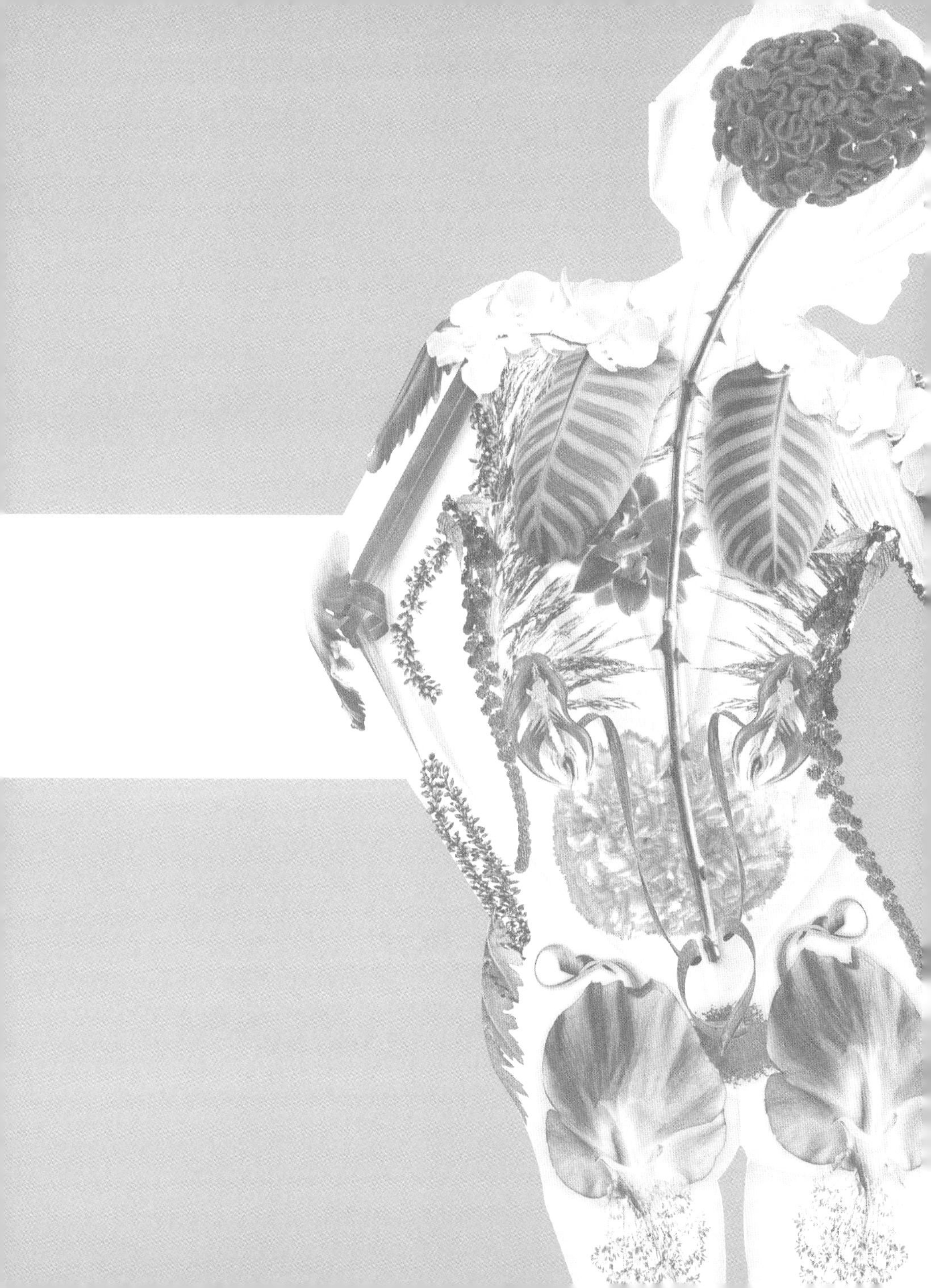

지나치게 청결한 환경에서 살다 보면
우리 몸은 그에 맞는 면역력만 갖추게 된다.
그러면 하찮은 바이러스가 침입해도 금세 몸져눕는 허약한 몸이 되고 만다.

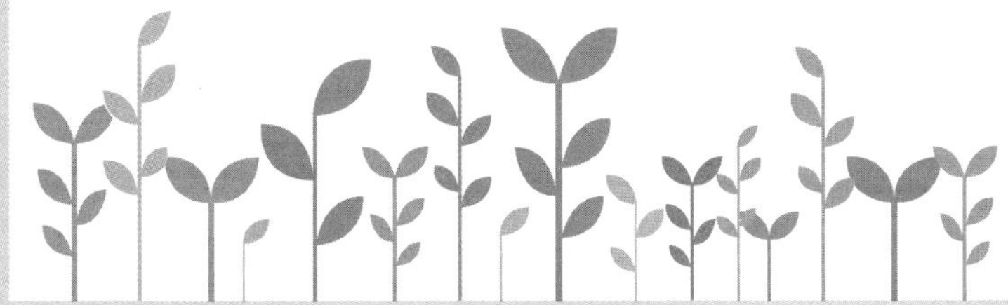

생활습관이
면역력을 좌우한다

내 전문 분야는 면역학이다. 면역이란 병에 걸리느냐 마느냐의 열쇠를 쥐고 있는 인체 시스템이라 할 수 있다. 예를 들면 독감이 유행할 때 독감에 걸리는 사람이 있는가 하면 걸리지 않는 사람이 있다. 그것은 개개인이 가진 면역력의 차이에 의한 것이다.

독감 바이러스가 몸속에 들어와도 면역력이 강한 사람은 독감에 걸리지 않는다. 하지만 면역력이 약해져 있는 사람은 몸속에 독감 바이러스가 증식해서 고열이나 설사에 시달리게 된다.

면역력은 개인의 생활습관에 따라 높아지기도 하고 낮아지기도 한다. 이때 가장 핵심이 되는 것이 스트레스이다. 아무리 건강에 좋은 음식을 먹고 운동을 하고 영양보조제를 섭취하더라도 늘 스트레스에 시달리는 생활을 하는 사람은 면역력이 떨어져서 병에 걸리기 쉽다.

이 장에서는 면역력을 높이는 생활과 면역력을 떨어뜨리는 생활에 구체적으로 어떤 차이가 있는지를 살펴보려 한다. 그 전에 면역에 대해 알아보도록 하자.

면역이란 쉽게 말하자면 '내 것'과 '내 것이 아닌 것'을 구분해서 내 것이 아닌 것을 배제하려는 작용이라 할 수 있다. 앞서 예로 들었던 독감 바이러스는 '내 것'이 아니다. '내 것이 아닌 것'이 몸속에 침입했기 때문에 면역은 필사적으로 그것을 물리치려고 한다.

이때 독감 바이러스도 그에 맞서 살아남으려 하기 때문에 한바탕 싸움이 벌어진다. 그 싸움에서 면역이 이기면 독감에 걸리지 않지만 바이러스가 이기면 독감에 걸리고 만다.

면역을 담당하는 것은 면역세포인 백혈구로 크게 림프구, 과립구, 단핵구로 나뉜다. 이들 세포는 각각의 독자적인 작용을 하면서 침입자를 물리치는 역할을 한다. 면역에서 흥미로운 것은 면역세포들의 치밀

한 연대이다. 면역세포들은 서로 소통하면서 놀라울 만큼 체계적으로 움직인다. 이러한 면역체계가 제대로 움직인다면 병에 걸릴 가능성은 매우 낮아진다.

그렇다면 면역세포는 어떻게 내 것과 내 것이 아닌 것을 구분할 수 있을까? 이것 역시 매우 흥미로운 점이다. 모든 세포는 표면에 다른 것과 구별되는 표식 같은 것이 있다. 이 표식을 확인하며 그것이 자기 세포인지, 밖에서 침입한 것인지를 구분하는 것이다.

축구로 비유하자면 입고 있는 유니폼이 다른 셈이다. 선수의 얼굴은 몰라도 유니폼을 보면 상대 팀인지 자기 팀인지를 바로 알 수 있지 않은가. 외부에서 침입한 독감 바이러스는 다른 유니폼을 입고 있기 때문에 면역세포는 단번에 적이라고 인식하게 되는 것이다.

면역은 자연면역과 획득면역으로 나뉜다. 자연면역은 하등동물에도 있는 면역으로, 우리 인간도 태어나면서부터 갖추고 있다. 자연면역의 주역은 대식세포macrophage, 호중구, 내추럴킬러세포(NK세포)이다. 이 세포들은 혈액이나 림프구를 타고 몸속을 돌아다니면서 이물질이 침입하는 것을 감시한다. 그리고 이물질을 발견하면 그 자리에서 공격을 개시한다. 독감 바이러스가 침입했을 때에도 이 자연면역의 작용으로 바이러스를 물리치게 되면 감염은 확대되지 않는다. 설령 독감에 걸리더라도 가볍게 앓고 지나간다.

획득면역은 고등생물에게만 있는 면역으로 후천적으로 얻어지는 것이다. 자연면역만으로 이물질의 공격을 물리치지 못할 때는 획득면역이 작용을 하게 된다. 이때 주역은 T세포와 B세포이다. 이 세포들이 서로 협력하면서 바이러스로부터 몸을 지키는 것이다. 즉 우리 몸의 병은 면역체계가 흐트러지거나 면역세포가 적어져서 면역력이 떨어졌을 때 생긴다.

암세포와 내추럴킬러세포의 관계

놀라울 만큼 정교하게 만들어진 면역체계도 쉽게 이기지 못하는 상대가 있다. 바로 암이다.

앞서도 말했다시피, 면역체계는 내 것과 내 것 아닌 것을 구분해서 내 것이 아닌 것을 물리치도록 만들어졌다. 따라서 바이러스나 세균 같이 명백한 이물질에는 빈틈없이 작동한다. 그런데 암은 원래 자기 세포이기 때문에 사정이 조금 다르다.

암세포는 정상 세포의 유전자에 변이가 일어나서 생긴다. 정상 세포는 정해진 횟수만큼 분열하면 더 이상 증식하지 않지만, 암세포는 끊임없이 증식한다. 또한, 주변 세포를 점점 압박하거나 파괴하면서 커진다. 그리고 몸속 이곳저곳으로 전이하면서 넓혀가다가 결국 자신의 숙주를 죽음으로 몰아넣는다.

암세포는 원래 자기의 세포였기 때문에 면역체계가 적으로 인식되기까지는 시간이 걸린다.

사람의 몸속에는 하루에 1조 개의 세포가 만들어진다. 그중 3,000~5,000개가 암세포이다. 면역체계가 암 특유의 표시(암 항원)를 발견하면 재빨리 암세포를 물리치지만, 면역력이 떨어졌을 때는 그렇지 않아도 인식하기 어려운 암세포를 놓치게 된다.

이렇게 암이라는 표시를 능숙하게 감추고 계속 성장하다가 암세포는 급기야 건강검진 CT촬영에서 그늘로 찍힐 만큼 거대하게 자란다. 그것이 전이되면 치료하기 몹시 어려운 상황에 처하게 된다.

면역으로 암을 치료하는 암 면역요법은 옛날부터 있어 왔다. 그런데 면역으로 암을 물리치겠다는 발상은 참으로 기발하지만 이론대로 면역이 움직여주지를 않는다. 암은 원래 자기 세포이고 암 특유의 표시를 교묘하게 감추고 있기 때문이다.

최근에는 면역세포를 이용한 암 백신이 각광을 받고 있다. 그것은 암 항원을 인식하고 킬러T세포에 공격을 요청하는 손가락 또는 나뭇가지 모양의 수지상세포(樹枝狀細胞)를 이용한 백신이다. 기대할 만한 치료법인 것은 분명하지만 아직 치료법 단계까지는 이르지 못했다.

암은 처음 싹이 났을 때 면역으로 없애는 것이 가장 중요하다. 그러기 위해서는 몸의 면역력이 떨어지지 않도록 관리해야 한다. 이때 가장 중요한 작용을 하는 것이 림프구의 하나인 내추럴킬러세포이다.

내추럴킬러세포는 혈액이나 림프액을 타고 돌아다니면서 늘 몸속을 감시한다. 그리고 암의 표시가 있는 세포를 발견하면 그 자리에서 바로 격퇴시킨다. 말하자면 몸속의 경찰 같은 존재이다. 따라서 암의 싹이 막 돋아날 때 없앨 수 있는 가장 좋은 방법은 바로 이 내추럴킬러세포를 강하게 만드는 것이다.

암 같은 불량 세포에 맞서 싸우려면 이쪽 역시 그저 성실하기만 해서는 안 된다. 상대와 마찬가지로 다소 불성실하고 불량한 면이 있어야 싸움에 지지 않는다는 말이다.

젊어서 암에 걸리는 사람은 대체로 성실한 사람인 경우가 많다. 이런 사람은 보통 노력파이고 일도 열심히 하고 책임감도 강해서 잡다한 일을 홀로 짊어지는 경향이 있다.

성실하게 노력하는 사람의 대부분은 일이 실패하면 '내 탓'이라고 하는 경우가 많다. 때문에 무슨 일을 하든 스트레스를 심하게 받는다. 바로 이 스트레스가 내추럴킬러세포의 활성을 저하시키는 가장 큰 원인이다.

반대로 일도 대충대충 하는데다가 그다지 끈기도 없는 사람은 스트레스가 쌓일 일이 별로 없다. 따라서 그들은 내추럴킬러세포의 활성이 높아서 좀처럼 암에 걸리지 않는다.

평소 주변에서 성실한 사람이라고 평가받는 사람이 장수를 못하는 경우가 많다. 어쩌면 면역은 성실한 사람보다 다소 불성실하게 사는 사람의 몸을 편안하게 느끼는 건지도 모르겠다.

몸속 면역세포의 70퍼센트는 '장'에 있다

건강과 장수의 핵심은 '면역력'에 있다. 그렇다면 면역력을 높이려면 어떻게 해야 할까? 면역력을 높일 수 있는 방법은 크게 육체적인 면과 정신적인 면으로 나누어 생각할 수 있다. 먼저 육체적인 면부터 살펴보자.

사람 몸속의 장기 중에서 면역과 가장 관계가 깊은 곳이 어디일까? 바로 '장'이다. 그런데 장이라고 하면 상당수의 사람들이 대변을 만드는 곳이라고 생각한다.

하물며 의사 중에도 그렇게 생각하는 사람이 적지 않다. 가령, 장에 염증이 생겼다면 9미터나 되니까 상한 부분을 잘라내면 그만이라고 생각하는 의사도 종종 있을 정도다. 물론 불가피하게 절제해야 할 때도 있다. 그러나 그다지 중요한 작용을 하는 게 아니니 잘라내도 괜찮다고 생각하는 것은 분명 문제가 있다.

장에는 몸속 면역세포의 70퍼센트가 모여 있다. 특히 길이가 약 7미터인 소장(작은창자)은 음식물에서 영양을 흡수하는 작용 외에 면역에서도 매우 중요한 역할을 한다.

소장의 점막에는 파이에르 판peyer's patch이라는 기관이 분포한다. 이 파이에르 판에 면역작용의 중심 역할을 하는 림프구가 빽빽하게 모여 있다. 암세포의 싹을 없애서 암을 미연에 막아내는 역할을 하는 내추럴 킬러세포도 그중에 포함된다. 이것을 장관면역계라고 한다. 장내 환경을 좋게 유지하고 이 장관면역계를 잘 정비하면 병에 걸릴 가능성이 줄어들게 된다.

'인체의 사령탑은 어디일까?'라고 물으면 대개는 '뇌'라고 대답한다. 물론 그 말도 맞지만 사실은 장도 사령탑으로서 중요한 작용을 한다. 특히 소장이 그렇다.

소장에는 뇌에서 뻗어 나온 신경세포가 거의 이어져 있지 않다. 즉 소장은 뇌의 지배를 받지 않는다. 한편, 위나 간, 신장 등은 장에서 갈라진 장기이기 때문에 이 장기들은 소장의 지령을 받는다. 그리고 소장이 뇌에 지령을 내릴 때도 있다. 독극물이나 상한 음식이 입을 통해 장으로 들어오면 장은 뇌의 구토중추를 자극해서 그것을 뱉어내게 한다. 소장은 이처럼 생명과 직결된 엄청난 일을 하고 있다.

소장은 뇌의 지배를 받지 않기 때문에 뇌사 상태에 빠져도 소장에 영양물을 넣어주면 그것을 제대로 소화한다. 또한, 기절을 하거나 마취를 해도 소장은 제대로 작동한다.

미국의 생리학자인 마이클 거슨은 장을 '제2의 뇌'라고 명명했다.《제2의 뇌The Second Brain》라는 책에서는 우리에게 행복감을 느끼게 하는 신경전달물질인 세로토닌의 95퍼센트가 장에서 만들어진다고 설명했다.

이처럼 장은 뇌와 다른 계통에서 몸의 세세한 움직임을 조절하고 있다. 뇌와 장이 있어서 우리 몸은 균형 있고 순조롭게 움직일 수 있는 것이다.

면역 또한 장의 작용과 밀접하게 관련되어 있다. 특히 육체적으로 면역력을 높이려면 장을 소중히 다루어야 하며, 변비나 설사에 시달리지 않도록 신경 써야 한다.

장내세균의 균형은
면역력을 높인다

장내 환경은 면역력을 좌우하는 큰 요소이다. 장내 환경의 좋고 나쁨은 내가 살고 있는 동네 환경의 좋고 나쁨의 문제와 같다고 할 수 있다. 조직폭력배가 많은 지역을 좋은 환경이라고 할 수 없다. 좋은 마을은 이웃과 교류가 잦고 치안도 좋아야 한다.

장에는 약 500종류, 100조 개의 세균이 살고 있다. 그 무게를 합산하면 1킬로그램이나 된다고 한다. 그 세균들 중에는 좋은 균(유익균)도 있고 나쁜 균(유해균)도 있고 보통 균도 있다. 우리 인간 세계와 똑같다. 좋은 균을 대표하는 것이 비피더스균을 비롯한 유산균이다. 몸에 좋은 장내세균은 비타민이나 호르몬, 아미노산을 생성하고 노화를 막으며 음식의 소화 · 흡수를 돕고 설사나 변비가 쉽게 일어나지 않는 환경을 만든다.

나쁜 균을 대표하는 것은 웰시균, 대장균, 포도구균이다. 이 세균들은 동물성 단백질을 썩혀서 유해물질을 만들어내는데, 염증을 일으키기도 하고 발암물질을 만들기도 한다.

보통 균은 일명 '눈치 빠른 균'이라고 할 수 있는데, 일단은 좋은 작용도 나쁜 작용도 하지 않는다. 장내에 좋은 균이 많을 때는 얌전히 굴지만 나쁜 균이 늘어나게 되면 그 영향을 받아서 나쁜 짓을 저지르기도 한다. 주위환경과 상황에 크게 영향을 받는 셈이다.

성인의 장 속에는 개인차가 있기는 하지만, 대체로 보통 균이 전체의 70퍼센트, 좋은 균과 나쁜 균이 15퍼센트씩 차지한다. 그 비율은 먹는 음식, 스트레스, 몸 상태 등에 따라 바뀐다.

물론 좋은 균이 우세한 상황일 때가 건강에는 가장 좋겠지만 그런 장내 환경을 만들기가 쉽지는 않다. 과식이라도 한 날에는 방귀 냄새가 더욱 독해지는 경험을 해보았을 것이다. 그것은 나쁜 균의 세력이 강해져 장내 환경이 나빠짐으로 해서 냄새 심한 방귀가 나오는 것이다. 말하자면 부패가 진행 중인 상태라고 할 수 있다. 암모니아, 인돌, 페놀 같은 유해물질이 장 속에 발생하는데, 이 유해물질은 방귀로 빠져나가기도 하지만 장관에도 흡수되어 온몸을 헤집고 다니며 손상을 입힌다.

당연히 면역세포에도 악영향을 끼치는데, 병원균이나 각종 바이러스가 침입하기라도 하면 감염 위험성은 한결 높아진다.

감기에 걸린 사람의 장내세균을 조사해보면 좋은 균의 수가 극단적으로 줄어 있고, 나쁜 균이 우세해져 있다. 위암 환자의 장내세균을 살펴보면 대장균보다 더 악질인 웰시균이 증가하는 이상 현상을 확인할 수 있다. 또한, 장과 관계가 없을 것 같은 치매 환자의 장내세균을 조사해도 위암 환자와 비슷하게 나쁜 균이 이상증식해 있다.

그러나 좋은 균과 나쁜 균을 단순하게 구별할 수는 없다. 나쁘다고 알려진 균도 때로는 우리 몸에 유익한 작용을 하고, 좋은 균도 때로는 몸에 해로운 작용을 하기 때문이다. 우리는 무엇이든 좋은 것과 나쁜 것으로만 분류해서 나쁜 것을 배제시키려는 이분법적인 사고방식에 익숙하다. 이런 관점에서는 전체의 모습이 보이지 않을 때가 많다.

그 대표적인 것이 콜레스테롤이다. 우리는 콜레스테롤을 나쁜 것이라고 단정짓고 일정 수준 아래로 낮추려고만 한다. 그런데 최근에 콜레스테롤을 낮추면 다양한 폐해가 나타난다는 사실이 밝혀졌다. 생명력의 관점에서 보면 오히려 어느 정도 높은 편이 낫다는 것이 확인되었다.

장내세균도 곧잘 유익균, 유해균으로 나누어 부르기 때문에 몸속에 유익균만 있게 되면 좋겠다고 생각하겠지만 문제는 그렇게 단순하지 않다.

박테로이데스라는 장내세균을 예로 들어보자. 이 균은 비타민을 합성하고 병원균 감염을 막는 작용을 하는 면에서는 유익한 균이지만 장 속에서 음식물을 부패시키고 발암성 물질을 만든다는 면에서는 유해균이다.

또한, 우리는 으레 대장균을 나쁜 균으로만 생각하는데, 대장균이 유산균에게 좋은 영향을 미친다는 사실이 밝혀졌다.

선 속에도 악이 있고, 악 속에도 선이 있는 셈이다. 결과적으로 중요한 것은 '균형'이다. 장내 환경은 좋은 균이 약간 많은 정도가 적당하다. 그러면 장내 환경의 균형이 맞아서 면역 기능이 잘 작동하게 된다.

내추럴킬러세포도
평소 훈련이 필요하다

우리 몸도 우리가 사는 환경과 비슷하다. 요즘은 무한청결을 지향하는 사람들이 많아서 무엇이든 '항균'하고 '살균'하기 바쁘다. 물론 손 씻기나 양치질을 해서 얻는 효능이 없다고는 할 수 없지만 필요 이상으로 예민하게 대응하는 것은 아무래도 바람직하지 않다.

독감이 유행한다는 뉴스가 나온 다음날이면 약속이나 한 것처럼 사람들은 마스크를 쓰고 출근을 한다. 마스크를 쓴 수많은 인파로 북적

대는 거리의 모습은 한편으로 애처롭기까지 하다. 유행하는 독감에 걸리느냐 마느냐는 개인차가 심하다. 여기서 개인차란 면역력이 높은가 낮은가를 가리킨다. 주변을 잘 살펴보면 손을 자주 씻고 양치질도 부지런히 하는 사람이 감기에 자주 걸리는 것을 알 수 있다.

몸의 면역력을 단련하고 싶은 사람이라면 어느 정도 세균이나 바이러스를 몸에 들이는 편이 낫다. 세균이나 바이러스가 몸속에 들어오지 않으면 내추럴킬러세포가 활약할 기회가 없어진다. 무엇이든 활동하지 않으면 퇴화되고 말듯이, 세균이나 바이러스가 들어오지 않으면 내추럴킬러세포의 활성도 떨어지고 만다.

지나치게 청결한 환경에서 살다 보면 우리 몸은 그에 맞는 면역력만 갖추게 된다. 그러면 하찮은 바이러스가 침입해도 금세 몸져눕는 허약한 몸이 되고 만다.

청결지수가 낮은 나라로 여행을 갔을 때 그곳의 물을 마시고 설사를 하는 사람이 의외로 많다. 그래서 양치질을 할 때도 생수를 사용하는 사람이 많다. 하지만 현지인들은 수돗물을 마시고 목욕을 해도 아무 문제가 없다. 물론 설사도 하지 않는다. 평소에도 수돗물을 마시기 때문에 그 물에 대응할 수 있는 면역력이 키워진 것이다.

우리 몸의 면역력도 운동선수와 똑같아서 훈련이 필요하다. 때로는 손을 씻지 않고 식사를 하는 것도 면역력 훈련에 좋을지 모른다. 마스크 없이 산책도 나가보자.

손 씻기, 양치질, 마스크로 막을 수 있는 병원균이나 바이러스는 사실 대수롭지 않은 것이다. 정말로 무서운 세균이나 바이러스는 그런 것으로는 절대 막아내지 못한다.

그러나 아무리 엄청난 세균이나 바이러스가 널리 퍼지더라도 인류는 결코 멸망하지 않는다. 반드시 그에 대응하는 면역력을 갖춘 사람이 있게 마련이고, 면역력은 환경에 따라 길러지고 단련되기 때문이다.

허약한 장이
대장암을 부른다

요즘 장이 안 좋아서 고민한다는 사람이 많다. 검사를 해도 별 이상은 없다는데 배가 천둥소리를 내거나 설사와 변비를 되풀이하는 과민성대장증후군을 앓는 사람들이 늘고 있다. 아침 출근시간, 지하철 역 화장실에 가면 얼굴이 새하얗게 질린 사람들이 줄서 있는 것을 심심찮게 볼 수 있다.

현대인의 5명 중 1명이 과민성대장증후군에 시달린다는 조사 결과가 있다. 그만큼 현대인의 장이 약해졌다고 할 수 있다.

변비로 고생하는 사람도 상당히 늘고 있다. 변비가 왜 무서운지는 장내 환경을 생각하면 금세 이해할 수 있다.

비피더스균 같은 좋은 균은 대장의 입구에 증식한다. 그렇기 때문에 변이 안쪽으로 들어가면 들어갈수록 좋은 균의 영향은 약해진다. 또한, 장 속에 변이 머무는 시간이 길어질수록 나쁜 균의 세력은 강해진다. 나쁜 균은 몸속에 유해물질을 만들어내고, 그것은 장벽에 흡수되어 온몸을 돌아다니게 된다.

변비에 걸리면 자율신경의 균형이 무너지고 혈액의 흐름도 나빠진다. 변비가 계속되어 피부가 거칠어지거나 뾰루지가 나거나 눈 밑에 다크서클이 생긴 경험을 한 사람도 많을 것이다. 그것은 좋지 않은 장내 환경이 몸 밖으로 드러난 것이라고 할 수 있다.

흔히 피부를 '내장의 거울'이라고 한다. 그래서 안색이 나쁘거나 피부가 거칠어지면 고장 난 장부터 치료해야 한다고 말하는 것이다.

현대인의 장은 매우 허약하다. 대장암 발병률이 계속해서 늘고 있는 배경에도 악화된 장내 환경의 탓이 크다. 몇 년 후에는 대장암이 여성 사망 원인의 1위, 남성 사망 원인의 3위가 될 것이라는 예측도 나와 있다. 이 예측이 현실로 나타나지 않게 하려면 장을 건강하게 만드는 방법밖에 없다.

자연치유력을 높이는
요구르트

장을 튼튼하게 하려면 구체적으로 어떤 노력을 해야 할까?
나는 요구르트를 마실 것을 추천한다.

요구르트가 몸에 좋다는 것은 100여 년 전부터 내려오는 전 세계인의 상식이다. 그 계기를 만든 것은 프랑스의 파스퇴르연구소의 연구원으로 있었던 엘리 메치니코프(1908년 면역에 관한 연구로 노벨 의학 생리학상을 수상했다 – 옮긴이)였다.

메치니코프는 요구르트를 일상적으로 마시는 코카서스 지방에 장수하는 사람이 많다는 데서 실마리를 얻어 "노화는 장내 유해균이 일으키며 요구르트는 그 해를 억제하므로 장수에 효과적이다"라는 가설을 발표했다.

요구르트의 효능을 높이는 주역은 유산균(젖산균)이다. 유산균은 유산, 초산, 비타민을 만들어서 나쁜 균을 줄여준다. 그러나 위에서 강한 위산에 죽어버린다는 약점이 있다. 지금이야 죽은 유산균도 장 속에 들어가면 장내 환경을 정비하는 데 도움이 된다는 것이 밝혀졌지만 살아있는 유산균의 효능에는 비교할 수 없다.

'살아서 장까지 가는 유산균'에 대한 연구의 선구자는 일본이다. 시로타 미노루 박사는 80년 전부터 예방의학의 중요성과 건강한 장이 장수의 비결임을 주장했으며, 유산균의 하나인 락토바실러스 카제이 시로타(야쿠르트균)를 발견했다.

시로타 박사는 사람의 장에 서식하는 유산균을 하나하나 추출해서 위액이나 담즙을 더한 배양액에 넣어서 단련시켰다. 그리고 그 속에서 산과 알칼리에 모두 강한 균주를 분리해서 더욱 강하게 배양함으로써 장까지 살아서 가는 유산균을 만들어냈다.

우리 연구팀도 야쿠르트균을 이용한 실험을 했다. 내추럴킬러세포의 활성이 약해진 피험자 9명을 선발해 야쿠르트균을 넣은 유산균 음료를 3주 동안 마시게 했다. 그 결과 마시기 시작한 직후부터 내추럴킬러세포의 활성이 높아졌고, 그 효과가 6주 동안 지속되는 것을 확인할 수 있었다.

지금은 어느 유산균이나 효능이 뛰어나기 때문에 꼭 특정한 유산균을 고집할 필요는 없다. 중요한 것은 자신과 맞는 유산균을 고르는 것이다. 적어도 1주일 동안 매일 200그램을 꾸준히 먹어보자. 그래서 변비가 해소되는 등 몸 상태가 좋아지면 그것이 내 몸에 맞는 유산균이다. 부디 습관을 들여 꾸준히 유산균을 섭취하기 바란다.

일본 사가 현의 아리타초라는 곳에서 매우 흥미로운 실험이 진행되었다. 그것은 다당류를 많이 만들어내기 때문에 면역력을 높이는 데 유용한 R-1이라는 유산균(정식 명칭은 락토바실루스 불가리쿠스 Lactobacillus bulgaricus OLL1073R-1)으로 만든 요구르트를 초등학생과 중학생에게 먹여서 독감 등의 발병에 어떤 영향을 미치는지를 조사하는 것이었다.

그 마을에서는 5년 전에도 60세 이상의 고령자 85명을 대상으로 같은 실험을 진행했다. 조사 결과, R-1 유산균 요구르트에는 감기에 잘 걸리지 않도록 하는 효과가 있음이 확인되었다. 이번에는 보육원과 유치원, 초등학교, 중학교에 다니는 아동 전원을 대상으로 실험을 실시하였다.

요구르트를 섭취한 시기는 2010년 9월 7일부터 2011년 3월 18일까지였다. 분석 대상은 초등학생과 중학생 1,904명이었다. 좀처럼 하기 힘든 대대적인 조사였다. 조사 방법은 독감으로 결석한 아동과 학생 수를 주변 지역과 사가 현 전체와 비교하는 것이었다.

조사 결과를 분석해보니, 초등학생의 독감 발병률은 다른 지역에 비해 10분의 1 수준이었다. 중학생은 초등학생만큼 차이가 두드러지지는 않았지만 발병률이 확실히 낮았다.

핀란드 투르크 대학의 교수이자 소아과 의사 에리카 이소라우리[Erika Isolauri]의 연구팀은 아토피 피부염에 시달리는 아이들에 대한 유산균 효과에 주목했다.

실험을 위해 가족에게 알레르기 증상이 있는 임산부 159명의 협조를 얻었다. 출산 전과 출산 후의 임산부와 아기에게 반년 동안 LGG 유산균(사람의 장 속에서 분리해낸 유산균)을 먹게 했고, 다른 그룹에게는 가짜 약(플라세보)을 먹여서 변화를 비교했다.

그 결과 엄마의 모유에서는 알레르기 증상을 가볍게 하는 항염증 물질이 증가했고, 아기들이 두 살이 되었을 때 유산균을 투여한 그룹은 아토피 피부염 발병률이 절반 이하로 떨어졌다.

또한, 아토피 피부염을 일으킨 유아에게 통상적인 치료와 더불어 유산균을 먹였더니 증상이 호전되는 속도가 빨라졌다는 사실도 밝혀졌다.

아토피 피부염은 대표적인 유아 질환으로 손꼽힐 만큼 심각한 사회 문제로 인식되고 있다. 스테로이드 호르몬을 이용해 치료를 하고 있지만 그 효과도 일시적이며, 부작용 때문에 치료에 한계가 있다. 따라서 영구적인 치료 효과를 기대하는 것이 불가능하고, 장기간 지속할 수 있는 치료법도 못 된다. 장기적인 치료법을 찾자면 부작용이 없는 방법을 선택해야 하는데, 그중의 하나가 바로 요구르트이다.

사람들은 우리 몸의 병을 의사나 병원이 낫게 한다고 믿는 경향이 있다. 그러나 의사는 전문가로서 조언을 하거나 도움을 줄 뿐 병을 낫게 하는 사람은 환자 자신이다. 모든 사람은 면역력을 비롯한 자연치유력을 가지고 있다. 이것을 최대치로 끌어올릴 수 있다면 병에 걸리지도 않고, 걸리더라도 중병으로 발전하기 전에 나을 수 있다.

이러한 자연치유력이 잘 작동하게 하려면 어떻게 해야 할까? 그 방법들을 찾아 실천하는 것이 중요하다.

그 열쇠 중 하나가 장내 환경을 정비하는 방법이다. 요구르트뿐 아니라 여러 발효식품들은 장내 환경을 정비하는 데 매우 효과적이다. 그런 부분부터 신경 써서 식생활을 개선해 나가면 자연치유력을 향상시킬 수 있다.

5장

스트레스를 모르는 적당주의자로 살아라

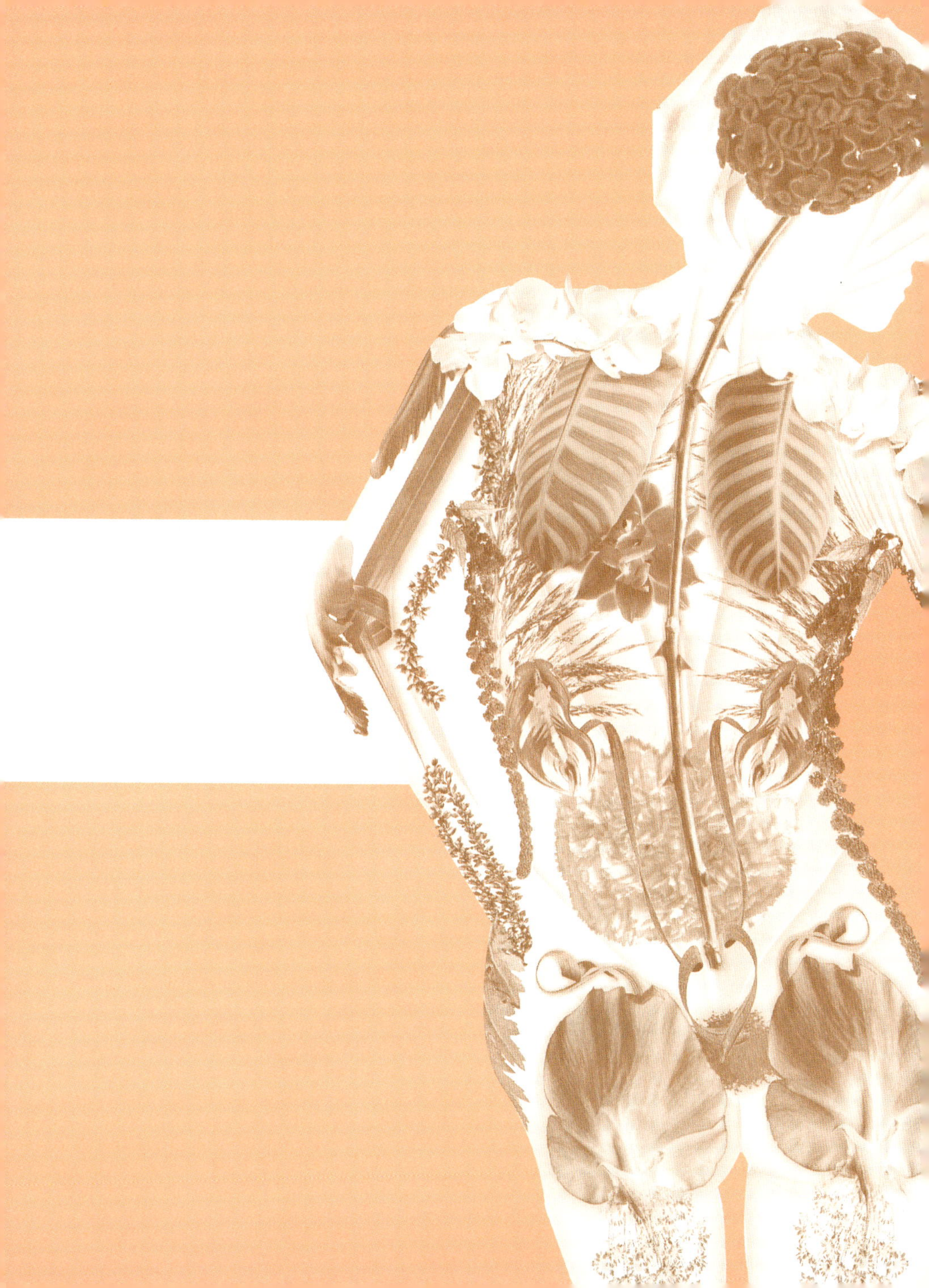

완벽하다든지, 모든 이에게서 사랑을 받는다든지.
콤플렉스를 아예 느끼지 않는다는 것은 애초에 불가능하다.
있을 수 없는 것들을 추구하게 되면 스트레스를 더 크게 받게 된다.

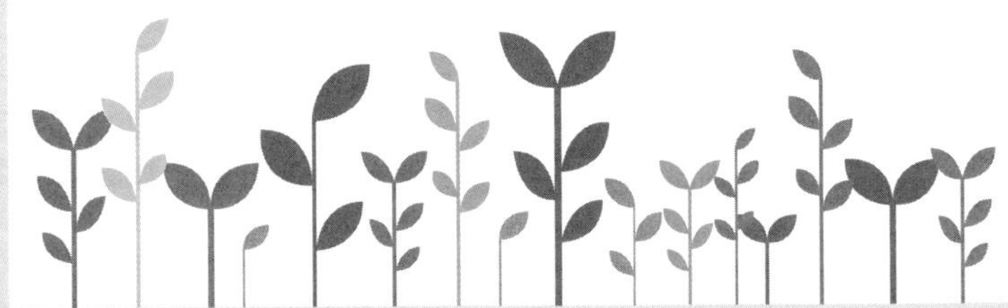

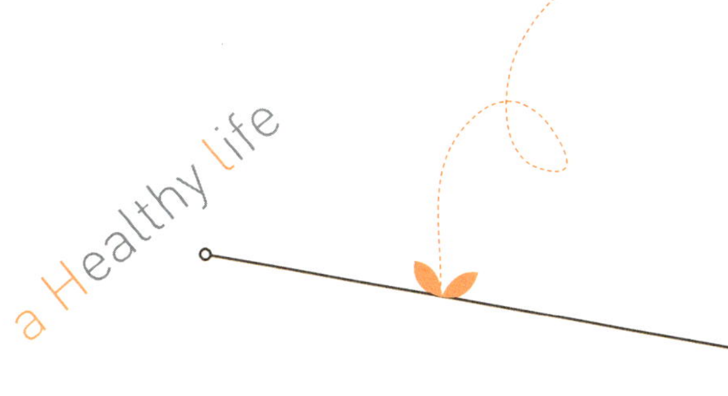

웃음은 내추럴킬러세포의
활성을 10배나 높인다

이번에는 정신적인 면에서 면역력을 높일 수 있는 방법을 애기하려 한다. 면역은 정신 상태와 매우 밀접한 관계가 있다.

"실없이 웃지 마!"

누구나 한 번쯤은 이런 야단을 맞은 적이 있을 것이다. 특히 남자가 이를 드러내며 활짝 웃게 되면 핀잔을 듣는 일이 많다.

웃음이 내추럴킬러세포의 활성을 높인다는 것은 수많은 연구 결과로 그 효능이 밝혀졌고, 미국에서는 1982년에 '웃음요법학회'라는 단체도 발족되었다.

암 치료법 가운데 '삶의 보람 요법'이라는 것이 있다. 1987년 암 환자가 알프스의 최고봉인 몽블랑 등정에 성공한 적이 있다. 몽블랑 등정은 삶의 보람을 느끼며 살아감으로써 면역력을 높이자는 심리 요법에서 나온 것이었는데, 현실적으로 그렇게까지 과감한 행동을 할 수 있는 암 환자는 지극히 드물다.

그래서 삶의 보람 요법에 참여했던 의사들이 일본 웃음학회와 공동으로 웃음의 효용성에 대해 연구를 시작했다. 삶의 보람 요법 가운데 '유머 스피치'라는 것이 있는데, 그 효과를 보고 웃음이 면역에 긍정적인 작용을 한다고 생각한 의사가 확실한 데이터를 얻기 위해 공동연구를 제안한 것이다.

실험은 요시모토 신희극의 협력을 받아 진행되었다. 이 실험은 피험자가 만담이나 콩트를 직접 보기 전과 보고 난 후의 혈액을 각각 채취해서 내추럴킬러세포의 활성을 측정하고 비교해 웃음이 면역력에 어떤 영향을 미치는지를 조사하는 것이었다. 그 결과, 20대부터 60대까지 포함된 피험자 18명 중에 측정이 불가능했던 1명을 제외한 14명에게서 내추럴킬러세포의 활성이 상승하는 것을 확인했다.

유전자를 연구하는 일본 스쿠바 대학의 무라카미 가즈오 명예교수는 당뇨병 환자를 대상으로 다음과 같은 실험을 했다. 피험자들을 대상으로 첫날에는 점심시간 후에 지루하고 전문적인 내용을 강의한 뒤에 혈액을 채취해 혈당치를 측정하고, 다음 날에는 점심시간 후라는 동일한 조건 아래 만담으로 실컷 웃게 한 뒤에 혈당치를 측정했다.

그 결과, 만담을 듣고 난 뒤의 혈당치가 적게 상승한 것이 확인되었다. 혈당치를 낮추려면 약제나 식이요법을 쓸 수밖에 없었는데, 웃음으로 혈당치를 낮출 수 있다는 것이 이 실험으로 밝혀진 것이다.

나도 웃음의 효용에 매우 흥미가 있어서 텔레비전 방송에서 실험을 한 적이 있다. 젊은 코미디언에게 중년의 남자 배우를 웃길 만한 이야기를 시키고, 이야기 전후에 남자 배우의 내추럴킬러세포의 활성을 조사하는 실험이었다. 그랬더니 웃고 난 뒤에 내추럴킬러세포의 활성이 10배나 높아진 것으로 확인되었다.

그렇다면 웃으면 왜 면역력이 높아질까? 아직 정확한 메커니즘은 밝혀지지 않았지만, 웃으면 몸과 마음이 편안해져서 부교감신경이 우위가 됨으로써 림프구가 활성화되는 것으로 추측하고 있다.

또한, 웃으면 뇌에서 베타엔도르핀이나 세로토닌 같은 뇌내 호르몬이 분비된다. 이 호르몬들은 스트레스를 받았을 때 나오는 아드레날린

계의 호르몬을 억제한다. 이것이 내추럴킬러세포의 활성을 높이는 원
인 중 하나로 지적되고 있다.

가짜 웃음도
면역력을 높인다

흔히 우리는 면역력을 높이는 데만 관심이 쏠리기 쉽다. 그런데 면역력이 지나치게 높아지면 알레르기를 일으킬 수 있다는 점도 알아둬야 한다. 이른바 과잉 반응인데, 류머티즘이나 교원병(피부, 힘줄, 관절 따위의 결합조직이 변성되어 아교 섬유가 늘어나는 병의 총칭, 아교 질병이라고도 한다 — 옮긴이)도 면역이 과잉 반응해서 생기는 병이다.

웃음으로 면역력이 높아진다는 말이 사실이라면 지나치게 웃었다가

는 알레르기나 류머티즘 같은 면역질환에 걸리겠구나 싶겠지만 웃음
은 올라가면 내려오는 시소처럼 지나치게 높아진 면역을 진정시키는
작용도 한다.

면역력을 높이는 약을 계속해서 먹으면 알레르기 같은 부작용이 일
어날 위험성이 있지만, 웃음은 약과 달라서 효과가 한 방향으로만 나
타나지 않는다.

한 연구인이 류머티즘 관절염 환자를 대상으로 웃음의 효과에 대해
조사를 했다. 그 결과 웃고 나면 통증이 가라앉고, 혈액검사에서는 류
머티즘이 악화되었을 때 늘어나는 성분이 줄어들었음을 확인할 수 있
었다. 면역의 과잉 반응을 웃음이 억제해준 것이다.

결과적으로 웃음은 면역력을 딱 알맞게 조정해주는 역할을 한다고
할 수 있다. 그나마 돈도 들지 않는 웃음이 이런 크나큰 일을 해준다
니, 참으로 고마울 따름이다.

그런데 이런 사실을 알려주어도 좀처럼 웃지 못하는 사람이 많다.
그것은 어렸을 때 코미디 프로를 보면서 웃고 있으면 "텔레비전이나
보면서 바보처럼 웃고 싶니? 들어가서 공부나 해!"라는 잔소리를 들으
며 자랐기 때문이다.

좀처럼 웃지 못하는 사람에게 해주고 싶은 말이 있다.

가짜 웃음도 면역력을 높이는 효과가 있다. 텔레비전도 라디오도 없는 독방에서 2시간 동안 웃는 표정을 짓고 있었더니 내추럴킬러세포의 활성이 높아졌다는 보고가 있다.

육상 단거리 선수 중에 결승선 앞에서 웃는 표정을 지어보인 후 기록을 단축시킨 경우도 있는데, 이처럼 가짜 웃음도 확실히 몸에 좋은 영향을 끼친다. 웃는 표정을 지으면 얼굴 근육이 풀리는데 뇌는 이것을 웃고 있다고 판단하고 쾌락 호르몬을 분비한다.

괴롭고 힘들고 슬픈 상황에 처한 사람에게 웃음을 지어보라고는 못하겠지만 슬쩍 웃음을 짓는 습관을 들여놓을 것을 권하고 싶다. 그 효능이 하루하루 쌓이면 몸의 면역력에 좋은 영향을 줄 것이기 때문이다.

웃음으로 면역력을 높일 수 있다면 병원에 갈 필요가 없겠다고 생각하는 사람도 있을 것이다. 그런 사람이 앞서의 육상 선수 이야기를 들으면 웃는 것으로 기록을 단축시킬 수 있다면 왜 다른 선수는 그렇게 하지 않느냐고 물을 게 틀림없다.

예를 들어, 일을 할 때 방긋방긋 웃었더니 일의 능률이 올랐다는 이야기를 해주어도 사실로 받아들이는 사람은 몇 안 될 것이다. 성실함을 최고로 치는 사회에서는 아무래도 웃음을 다소 낮추어 보는 경향이 있다. 흔히 웃음이 많은 사람을 실없는 사람이라고 하지 않는가.

웃음이 박한 사회일수록 병이 많다. 심각한 표정으로 일하는 것보다는 웃으면서 일하는 편이 훨씬 낫다. 지금부터라도 싱글벙글 웃어보자. 웃으면 직장 분위기도 좋아지고 이웃과의 사이도 원만해진다. 스트레스도 깜짝 놀랄 만큼 줄어든다. 게다가 면역력도 높아져 우리 몸도 건강해진다.

스트레스가 아예 없어도
면역의 균형이 무너진다

스트레스가 면역력을 떨어뜨린다고 이야기하면 스트레스를 아예 없애야 한다고 생각하는 사람이 많다. 그런 사람은 담배가 몸에 해롭다는 이야기를 들으면 100퍼센트 나쁘다고만 생각하기 쉽다. 그러나 앞서도 이야기했듯이 담배가 궤양성대장염의 증상을 억제하는 효과를 가지고 있다는 임상 보고도 있으니 세상 사람들이 철석같이 믿고 있는 것처럼 담배가 건강의 철천지원수는 아니다.

'스트레스 없는 생활을 해야 한다', '담배는 기필코 끊어야 한다'는 식으로 매사에 '~해야 한다'고 생각하는 사람이 쉽게 병에 걸린다. 가령, 일본의 자살자 수는 연간 3만 명을 넘는데, 그중에 흡연자 숫자는 매우 적다. 담배가 스트레스 해소에 도움이 되고 있다는 반증이다.

쥐는 자기 멋대로 달릴 때에는 하루에 8킬로미터도 거뜬히 달린다고 한다. 그런데 빙글빙글 도는 쳇바퀴에서 달리게 하면 2킬로미터쯤 달리다가 혈압이 상승해서 뻗어버린다. '~해야 한다'라고 단정짓고 살아가는 사람은 쳇바퀴 속을 달리는 쥐와 같다.

스트레스를 완전히 없앨 필요는 없다. 오히려 스트레스가 없는 곳에서 살면 면역이 균형을 잃기 쉽다. 그만큼 적당한 스트레스는 살아가는 데 중요한 역할을 한다.

자율신경은 아침이 되면 교감신경이 우위가 되어서 몸과 마음을 활동적인 상태로 만든다. 스트레스를 받기는 하지만 그것을 발판으로 활발하게 행동하는 것이다. 해가 저물 무렵에는 부교감신경이 우위가 된다. 즉 몸과 마음이 편안한 휴식 상태로 들어가는 것이다. 그리고 수면을 취함으로써 낮 동안의 스트레스가 풀린다. 이런 리듬이 우리 몸에는 매우 중요하다. 또한, 스트레스를 없애려는 생각 자체가 필요 이상의 스트레스를 불러들이는 원인이 되므로 굳이 노력해서까지 스트레스를 없앨 필요는 없다.

스트레스가 있다는 것은 살아있다는 증거라는 마음가짐으로 스트레스를 받아들이는 편이 정신건강에 좋다. 대개의 스트레스는 잠자리에서 머리를 싸맨다고 해결될 문제가 아니다. 직장에서 저지른 실수를 끙끙 앓는다고 없던 일로 만들 수는 없지 않은가.

대부분의 일은 시간이 지나면 상처가 아물기 마련이고, 그러는 사이에 잊혀진다. 사안에 따라 완전히 잊히기까지 적지 않은 시간이 걸릴 때도 있지만 그럴 때는 어쩔 수 없다고 받아들이는 태도가 현명하다.

어떤 실패를 했을 때 100퍼센트 자기 책임인 실패는 없다. 때로는 정치인들처럼 잘못한 것을 남의 탓으로 돌리고 태연하게 구는 뻔뻔함도 필요하다. 그런 마음으로 세상을 살 때 면역력도 활성화된다.

감정을 억누르고 사는 사람이
병에 잘 걸린다

우리 사회는 감정을 겉으로 드러내는 사람을 좋게 여기지 않는 풍조가 있고, 잘 웃는 사람을 싱거운 사람이라고 보는 경향이 있다. 그렇다 보니 희로애락의 감정을 겉으로 드러내지 않으려는 사람이 많다.

사람에게는 심리학에서 '외재화externalization(개인의 내적 현상을 외부 세계로 옮겨놓는 정신과정을 나타내는 일반적인 용어로서, 내재화internalization와 짝을 이루는 개념이다. 분노와 공격적 행동이 외재화될 때, 어린아이들은 어둠 속 괴물을 무서워하고, 편집증 환자는 도처에 박해자들이 있다고 생각한다. 외재화는 정상적인 현상에서 병리적인 현상에 이르기까지 다양하며, 그 과정은 적응적일 수도, 방어적일 수도 있다. 외재화 역량은 예술, 시, 문학 그리고 다른 문화적 활동들에서 건설적으로 사용될 수 있다 – 옮긴이)'라고 부르는 자기방어 반응이 있다. 마음속에 솟아오른 감정을 토해내서 몸과 마음의 균형을 지키려는 작용의 하나이다.

예를 들어 회사에서 하기 싫은 일이 있다고 치자. 그때 그것을 마음에 담아두면 훗날 어떤 형태로든 겉으로 드러나게 된다. 우울증에 걸리는 사람도 있고, 심한 경우에는 암에 걸리는 사람도 있다.

과거에는 회사에서 기분 나쁜 일이 있으면 퇴근길에 술집에 들러 다 토해내고 집으로 돌아갔다. 그러나 요즘 젊은이들은 그다지 술을 즐기지 않아서 감정을 토해낼 자리가 별로 없다. 최근에는 트위터나 페이스북이 그 자리를 대신하고 있을지도 모르겠지만. 어쨌든 감정을 드러낼 자리를 마련해두지 않은 사람은 먼 훗날 큰일이 날 수 있다.

평소 감정을 억누르고 사는 사람은 갑자기 분노가 치밀거나 초조해질 때가 있다. 그런 때에는 교감신경이 과도하게 긴장을 한다. 이런 사람일수록 병에 걸리기 쉽고 사고도 당하기 쉽다는 자료가 있다.

미국 미주리 주에서 응급 환자 2,417명을 인터뷰한 결과, 부상자의 3분의 1정도가 중상을 입기 직전에 몹시 초조해했다는 사실이 밝혀졌다. 그중에서 18퍼센트는 성이 난 상태였고 13.2퍼센트는 누군가에게 화를 내고 있었다고 한다.

마음이 초조할 때 운전을 하면 운전이 난폭해지는 경험을 해봤을 것이다. 또한, 초조함이 부상으로 이어지는 상관관계는 여성보다 남성에게서 월등히 강하게 나타났다.

마음속 감정은 그때그때 겉으로 드러내는 것이 바람직하다. 슬픈 일이 있으면 시원하게 우는 것이 낫다. 화가 났을 때 버럭 화를 내면 그 일을 금세 잊을 수 있다. 물론 그 자리에서 끝나지 않는 깊은 분노나 슬픔도 있다. 그때는 화를 내거나 슬퍼해도 해결되지 않는 일은 어쩔 수 없는 일이라고 자신을 타일러서 빨리 떨쳐내고 조금이라도 빨리 다시 일어설 수 있도록 하자.

나쁜 감정은 마음속에 담아둘수록 병이나 사고를 일으킬 만한 초조감이나 분노로 증폭된다는 것을 명심하자.

지나친 책임감은
몸에 해롭다

스트레스가 쌓이기 쉬운 성향의 사람들은 따로 있다. 특히 '무슨 일이든 완벽함을 추구하는 사람'은 스트레스가 쌓이기 쉽다. 이런 성향의 사람은 하는 둥 마는 둥 적당히 하는 것을 용서하지 못한다. 무엇이든 철저하고 완벽하게 해야 마음이 놓인다.

그런데 따지고 보면 세상에 완벽 따위는 애초에 존재하지 않는다. 따라서 완벽을 추구하는 사람은 세상에 존재하지 않는 것을 좇고 있다고 할 수 있다. 완벽은 손에 넣을 수 없는 것이다. 그렇게 손에 넣을 수 없는 것을 좇으면서 스트레스를 받는 사람들은 대체 얼마나 어리석은가.

메이저리그 통산 2,000안타를 기록한 천재 타자 스즈키 이치로도 열 번 타석에 서면 예닐곱 번은 범타에 그친다. 그렇다면 평범한 사람들은 오죽하겠는가. 평범한 자신이 10할 타자가 될 수 없다고 자각할 필요가 있다. 그래서 열 번 중에서 두 번이라도 잘 풀리면 그것으로 충분하다는 마음가짐으로 사는 것이 현명하다. 그 여덟 번의 실패도 100퍼센트 자기 탓은 아니다. 그것은 세상 모든 사람들에게 공평하게 주어진 성공과 실패의 비율이다.

'책임감이 지나치게 강한 사람' 역시 스트레스가 차곡차곡 쌓이게 마련이다. 이런 성향의 사람도 완벽주의자와 비슷해서 모든 일을 '제대로' 해야 한다고 생각한다. 특히 무슨 일이든 결국에는 나밖에 할 사람이 없다고 굳게 믿는 점이 가장 큰 문제이다.

내가 없으면 회사가 굴러가지 않는다고 생각하는 직장인도 주변에 상당히 많다. 물론 그런 자신감을 가지고 일하는 것도 중요하지만 맡은 바 임무를 조금 가볍게 대하는 태도가 필요하다. 실패하면 "죄송합니다" 하고 사과하면 된다. 세상에는 그렇게 끝나는 일도 많기 때문이다.

물론 의사가 자기 실수로 수술에 실패했을 때 "죄송합니다"라는 한 마디로 끝낼 수는 없겠지만, 날마다 큰 수술을 하는 의사처럼 긴장하면서 살다 보면 누구라도 무너지기 마련이다.

책임감은 분명 중요하지만 모든 일에 전력투구할 수는 없는 노릇이다. 요컨대 강약을 조절할 줄 알아야 한다. 다소 요령을 피워도 되는 환경이라면 가끔 책임감에서 벗어나는 것도 나쁘지 않다.

'남에게 부탁하는 데 서툴고 무슨 일이든 홀로 짊어지는 사람'도 스트레스가 쌓이기 쉽다. 어렸을 때부터 우리는 자기 일은 스스로 알아서 하라는 가르침을 받으며 자랐다. 그런 가르침을 받았다고 해서 모두가 그렇게 자라지는 않는다. 개중에는 그 가르침을 충실히 따르는 사람이 있는데, 좀처럼 자기 일을 남에게 부탁하지 못하는 특징이 있다.

사람은 누구나 잘하는 일과 못하는 일이 있다. 자신이 못하는 일은 그 일을 잘하는 사람에게 부탁하는 게 바람직하다.

예를 들어 '전표 정리가 매우 서툴러서 이 일을 하기가 몹시 괴롭다, 하지만 남에게 이 일을 부탁하기는 미안하다'라고 생각하는 사람이 많다. 그런데 자기가 싫어하는 일은 틀림없이 남도 싫어할 거라고 생각하는 것은 큰 착각이다. 전표 정리를 좋아하고 잘하는 사람도 틀림없이 있을 것이다. 그런 사람에게 부탁하면 기꺼이 도와주지 않겠는가.

대신에 그 사람에게 자기가 잘하는 일로 보답을 하면 된다.

거꾸로 '남의 부탁을 거절하지 못하는 사람'도 스트레스가 쌓이기는 마찬가지다. 거절하지 못하는 사람은 점점 더 많은 일을 맡게 된다. 그러다 보면 늘 야근에 시달리고 녹초가 되기 십상이다. 설상가상으로 남에게 부탁하지 못하면서 부탁받을 때 거절하지 못하는 사람이라면 바닥없는 늪 속으로 점점 더 빠져들게 될 것이다.

남의 부탁을 거절하지 못하는 사람의 심리에는 남에게 미움받기 싫어하는 마음이 숨어 있다. 그들은 기본적으로 친절한 평화주의자이다. 그러나 자신을 희생시켜서 세상을 평화롭게 만들려는 것은 잘못된 생각이다. 모든 사람이 행복해야 진정한 평화라 할 수 있다. 당연히 여기에는 자신의 행복도 포함된다는 것을 잊지 말자.

남의 부탁을 거절하지 못하는 사람은 자신을 좀 더 소중하게 여길 필요가 있다. 그리고 자신이 할 수 없는 일은 할 수 없다고 말할 수 있도록 마음을 다져놓아야 한다. 도저히 그 말을 못하겠다면 적어도 지금은 해줄 수 없는 상태여서 당장은 무리라고 완곡하게 거절 의사를 표현하는 것이 좋다.

그리고 '주변의 평가를 신경 쓰며 사는 사람'도 쉽게 지친다. 이런 사람은 주변 사람들로부터 미움을 받지 않을까 하는 두려움이 많다. 하지만 잘 생각해보면 세상을 살아가는 데 있어서 그렇게 많은 친구는 필요 없다. 평생을 함께할 수 있는 친구가 한 사람이라도 있다면 행복한 일이다.

그저 심심해서 만나는 친구가 지나치게 많은 것은 아닌지 한번 생각해보기 바란다. 또 누군가에게 미움을 받는다면 다른 사람과 친해지면 그만이다. 가는 사람 잡지 않고 오는 사람 막지 않으면서 살아도 세상은 살 만하다. 우리 앞에는 끊임없이 새로운 만남이 기다리고 있다는 것을 기억하기 바란다.

직장에서 받는 평가를 신경 쓰는 사람이 많은데, 조금 태평하게 말하자면 그것은 회사 안에서의 평가일 뿐이다. 그 좁은 세계에서 '능력이 있다'거나 '능력이 없다'는 평가는 대수롭지 않다고 생각해보는 것은 어떨까?

모든 사람에게 높은 평가를 받고 살기란 완벽주의와 마찬가지로 무리한 일이다. 자신을 그다지 높게 평가하지 않는 사람이 있더라도 크게 개의치 않겠다는 태도가 자기 자신을 위해서는 가장 바람직하다.

승부에 집착하지 말고
과정을 즐겨라

'승부에 집착하는 사람'도 세상 살기가 상당히 힘들다. 어린 시절부터 1등을 강요받고 옆집 아이에게 져서는 안 된다는 말을 들으며 자란 사람에게는 이기고 지는 것이 행복을 좌우하는 중요한 요소가 된다.

그러나 늘 이기기만 했던 사람도 언젠가, 어디선가는 꼭 지게 되어 있다. 전국고교야구대회에서 우승을 거두는 학교는 단 한 곳밖에 없고, 프로야구를 보더라도 줄곧 이기기만 하는 팀, 내내 지기만 하는 팀은 없다.

말하자면, 아무리 굉장한 능력자라 해도 언젠가는 패배를 경험하게 되어 있다. 그게 세상이 돌아가는 이치다.

패배했을 때 인생이 끝났다고 생각하면 다시 일어설 수가 없다. 승리나 1등에 얽매이지 않고 그 과정을 즐기는 사람이 훨씬 풍요로운 인생을 살 수 있다. 승부에 얽매이지 않고 인생을 즐기는 것만큼 멋진 일은 없다. 이기기도 하고 지기도 하는 사람이 삶에 대한 면역력도 단련되어 강해진다.

‘콤플렉스를 품고 사는 사람’도 누가 그 콤플렉스를 건드리면 큰 스트레스를 받는다. 그런데 생각해보면 세상 사람 누구에게나 콤플렉스는 있다. 그리고 사회에서 존경할 만한 인물로 손꼽히는 사람들은 자신의 콤플렉스를 발판 삼아 크게 성장한 사람이다. 그렇게 보면 콤플렉스는 성장을 위해서 꼭 필요한 것이라 할 수 있다. ·

아는 사람은 잘 알겠지만, 콤플렉스는 감추면 감출수록 커진다. 차라리 사람들에게 솔직하게 내보이는 편이 낫다.

근본적으로 콤플렉스는 남의 평가를 신경 쓰는 데서 생겨난다. 남이 뭐라고 하든 나는 나일 뿐이다. 어떤 콤플렉스든, 콤플렉스 하나 때

문에 온 세상 사람들이 나를 미워하는 일 따위는 없다. "그거, 별 거 아

냐"라고 마음을 바꿔먹는 것이 상책이다.

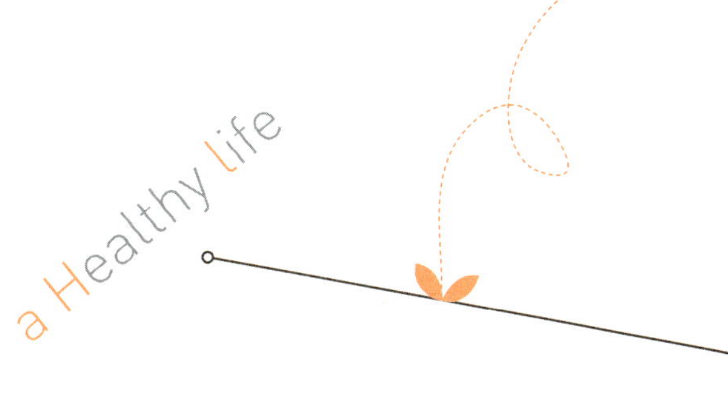

억지로 한다고 느끼면
피로도가 커진다

'무슨 일이든 남이 시켜서 하는 일이라고 생각하는 사람'은 쳇바퀴 속을 달리는 쥐처럼 금세 지치고 만다. 같은 일을 하더라도 남이 시켜서 억지로 하는 것과 스스로 내가 해야 할 일이라고 나서서 하는 것은 피로의 강도가 전혀 다르다. 물론 말할 것도 없이 전자의 피로도가 훨씬 크다.

무슨 일을 하더라도 스스로 내가 하고 싶어서 하는 일이라고 생각하고 해치우는 편이 자신에게도 이득이다. 남이 시켜서 하거나 남이 할 일을 자신이 대신 해주는 것이 아니라 내 눈앞에 온 것은 무엇이든 내 일이라고 생각하는 것도 한 가지 방법이다. 매사에 그렇게 대처하면 의외로 스트레스가 쌓이지 않는다.

'마음을 터놓고 이야기할 수 있는 상대가 없는 사람'도 스트레스가 쉽게 쌓인다. 사실 마음을 터놓고 이야기할 수 있는 상대를 만나기란 쉽지 않다. 상대를 믿고 속마음을 털어놨다가 비밀이 새어나가 곤란한 상황에 처할 수도 있기 때문이다.

마음을 터놓을 수 있는 상대가 없으면 스트레스가 쌓인다고 생각하는 사람은 그런 상대가 반드시 있어야 한다고 굳게 믿는 사람이다. 말하자면 있어야 할 것은 꼭 있어야 하고 없어야 할 것은 꼭 없어야 한다고 생각하는 유형이다.

섣부른 기대는 배신을 당하게 마련이다. 마음을 터놓고 이야기할 수 있는 사람은 평생 한 사람만 찾아도 행운이라고 생각하자. 직장에서의 불만을 이야기할 수 있는 사람, 가정생활의 문제를 이야기할 수 있는 사람, 함께 놀 수 있는 사람으로 이야기 상대를 나누는 것도 하나의 방법이다. 그리고 친해졌다고 해서 상대에게 지나친 기대를 해서는 안 된다. 하지만 언젠가는 허심탄회하게 이야기할 수 있는 상대를 만날 것이라는 희망은 소중히 간직하는 것이 좋겠다.

'취미가 없는 사람'도 곤란하기는 마찬가지다. 여기서 말하는 취미란 스스로 열중할 수 있는 것이면 모두 해당한다.

프로 스키선수 미우라 게이조(1904~2006)는 99세 때 몽블랑의 빙하를 활주했고, 100세 때 아들, 손자, 증손자와 함께 4대가 미국 솔트레이크시티의 설원을 누볐으며, 102세를 앞두고 사망했다. 이렇게 하려면 평소 꾸준한 단련을 해야 하는데, 어쨌든 그는 스키에 열중함으로써 건강하게 장수할 수 있었다.

2011년에 100세를 맞이했고 지금도 현역 의사로 활동하고 있는 히노하라 시게아키 선생도 취미가 많아서 언제나 무언가에 열중하고 있다. 고령임에도 전국을 돌아다니며 강연을 하고 있는데, 향후 105세까지 일정도 꽉 차 있다고 한다.

무언가에 열중하고 있는 사람은 열중할 게 없는 사람보다 훨씬 행복하다. 주변에는 일이 취미라고 말하는 사람이 가끔 있다. 그것도 나쁘지는 않다. 하지만 만약 그 사람이 직장에 다니는 회사원이라면 정년 후에 열중할 것이 없어지므로 주의해야 한다.

스트레스를 해소시키면
수명이 연장된다

1960년대부터 미국을 중심으로 스트레스와 면역력의 관계에 대한 연구가 활발히 이루어지기 시작했다. 세계적으로 권위 있는 뉴욕과학아카데미가 '암의 심리생리학적 측면'이라고 이름 붙인 학회를 연 것도 이 무렵이다.

지금까지 서양의학은 감염증을 극적으로 줄이고 상처를 치료하는 등 매우 큰 성과를 올렸다. 그러나 만성적인 질환 앞에서는 여전히 쩔

쩔매는 상황이다. 특히 발병률이 급증하고 있는 암은 완벽하게 수술했다고 큰소리쳐도 얼마 뒤에 재발하곤 한다.

육체적인 치료만 강조하는 서양의학이 벽에 부딪친 셈이다. 이렇게 되고 보니 마음에 대해 생각하지 않을 수 없었다. 그때부터 '마음이 건강이나 질환과 어떤 관계가 있지 않을까?'라는 생각을 하는 사람이 점점 늘어났다. 앞서 이야기한 유방암 환자 연구에서 암을 이겨내겠다는 투지를 불태운 사람이 더 오래 산다는 실험 결과가 나온 것도 이 무렵이다.

1980년대 스탠퍼드 대학의 정신과 교수 데이비드 스피겔 박사는 암 환자 50명을 대상으로 상담을 실시해 경과를 관찰했다. 그것은 상담을 받지 않은 그룹과 비교했을 때 어떤 차이가 있는지를 분석하는 실험이었다.

여기서 재미있는 점은 스피겔 박사가 정신과 전문의였음에도 상담이 암 환자의 생존기간에 영향을 미친다고 하는 설에 회의적이었다는 사실이다. 본래 이 실험의 목적은 상담과 생존율은 아무런 관계가 없다는 것을 증명하기 위해 실시한 것이었다.

그런데 전혀 의도치 않았던 결과가 나왔다. 상담을 받은 그룹의 평균여명(平均餘命)이 36.9개월인 데 비해 상담을 받지 않은 그룹의 평균여명은 18.9개월로 절반밖에 되지 않았던 것이다.

스피겔 박사가 이 결과를 어떻게 받아들였는지는 알 수 없지만, 어쨌든 상담이 수명을 연장하는 데 효과가 있다는 사실이 이 실험으로 분명하게 드러났다.

실험 결과는 1989년에 세계 2대 의학저널 중 하나인 〈란셋〉에 실렸고, 몸과 마음의 관계를 이야기할 때 빠뜨릴 수 없는 중요한 실험으로 평가받고 있다.

상담을 받음으로써 스트레스가 발산되고, 그래서 암의 진행이 느려져 수명이 연장되었다는 결과는 의학적으로도 크나큰 발견이다. 이런 결과는 면역력이 스트레스에 매우 민감하게 반응하기 때문에 나타난다. 상담은 자신의 마음속을 토로하는 것으로, 면역력을 높이는 데 매우 중요하다. 괴로운 일, 힘든 일이 있으면 참을 필요가 없다. 푸념이든 불평이든 불만이든 상관없이 내뱉어야 한다.

어쨌든 스트레스가 쌓이지 않도록 주의해야 한다. 그러기 위해서는 매사를 받아들이는 방법과 스스로 스트레스를 해소시킬 수 있는 방법을 생각해야 한다.

누누이 말해왔듯이 완벽하다든지, 모든 이에게서 사랑을 받는다든지, 계속 이기기만 한다든지, 콤플렉스를 아예 느끼지 않는다는 것은 애초에 불가능하다. 있을 수 없는 것들을 추구하게 되면 스트레스를 더 크게 받게 된다.

'완벽하지 않아도 괜찮아', '미움 좀 받으면 어때', '세상에 콤플렉스 없는 사람도 있나?', '가끔은 질 때도 있는 법이지' 이런 마음가짐을 가지면 삶이 편안해지고, 스트레스도 크게 줄어든다. 또 울고 싶으면 울고, 웃고 싶으면 웃고, 불평불만이 있으면 털어놓기도 해서 자신에게 정직해야 한다.

이런 것들을 조절하면 인생은 틀림없이 즐거운 방향으로 바뀐다. 그러면 우리 몸의 면역력도 놀랄 만큼 높아진다.

전투적인 삶의 굴레에서
벗어나라

2011년 일본 도호쿠 지방을 중심으로 대규모의 지진이 일어나고 쓰나미가 덮쳤다. 그로 인해 후쿠시마 원전사고까지 일어나 많은 사람이 고향을 등져야 했다. 그 피해자들이 들을 때마다 고통스러운 말이 있다고 한다. 바로 "힘내세요"라는 말이란다.

인생에서 소중한 것들을 다 잃어버리고 슬픔을 참으며 이를 악물고 젖 먹던 힘까지 쥐어짜며 애를 쓰고 있는데, 그 와중에 "힘내세요"라는 말을 들으면 피해자들은 '이 이상 뭘 어떻게 더 하란 말인가?'라는 생각이 들어 도리어 힘이 빠진다는 것이다.

병문안을 온 사람에게서 "힘내세요"라는 말을 듣는 것이 너무 괴롭다는 암 환자들의 이야기를 종종 들었다. 죽음에 대한 공포와 불안감 속에서 수술을 받고 항암제의 독한 부작용을 견뎌내면서 겨우 버티고 있을 때 "힘내세요"라는 말을 들으면 '이 이상 어떻게 더 힘을 내란 말인가?'라는 생각이 든다는 것이다.

물론 그들은 진심에서 우러난 위로의 말을 건넸을 테지만 '힘내라'는 한마디가 때로는 듣는 사람에게 잔인한 울림이 된다는 것을 알아야 한다.

돌이켜보면 우리는 어릴 때부터 있는 힘껏 노력하며 살지 않은 적이 없다. 수험생이었을 때는 좋은 성적을 내기 위해 밤잠을 설쳤고, 취업 준비생이었을 때는 유리한 스펙을 쌓기 위해 새벽부터 일어나 학원과 도서관을 오갔으며, 결혼을 하면서부터는 가족을 위해 밤낮으로 고생해왔다. 우리가 사는 현실은 이렇게 끝도 없는 노력을 요구한다.

자, 이쯤 해서 한숨 돌리고 생각을 바꿔보자. 이제는 그렇게 애를 쓰며 살지 않아도 괜찮지 않을까? 가만히 주위를 둘러보면 그런 생각이 들지 않는가? 전혀 노력하지 않고 살아온 사람이야 조금 더 노력하는 생활을 해야겠지만 대개의 사람들은 이미 충분히 노력해왔다. 그런데도 불구하고 끝도 없이 힘을 내고 애를 쓰고 있으니 몸과 마음이 아프다고 비명을 지르지 않을 수 있겠는가!

요즘 사람들은 확실히 일을 지나치게 많이 하는 경향이 있다. 아침 일찍 일어나서 옴짝달싹 못하는 전철에 몸을 맡겼다가 회사에 도착해서는 실적에 쫓기고 상사에게 잔소리를 들으면서 밤늦은 시간까지 업무에 시달린다. 휴일에 좀 쉬어야겠다고 맘먹고 있으면 골프 접대 약속이 잡히고, 모처럼 아무 일도 없는 날이 생기면 피로에 지쳐 잠의 수렁에 빠져들고 만다.

현대인은 그렇게 자나 깨나 일에 치여 산다. 일은 물론 중요하다. 그러나 인생의 대부분을 일로 보내는 것이 과연 행복한 일일까? 만약 스스로 좋아서 견딜 수 없는 일이라면 마음껏 하기 바란다. 그러나 다른 사람에게 좋은 평가를 얻기 위해서나 다른 사람을 이기기 위해서 하는 일이라면 지금까지의 생활을 재고할 필요가 있다.

일밖에 모르는 사람은 교감신경이 항상 긴장 상태에 놓여 있다. 늘 전투태세로 살고 있는 셈이다. 야근을 하고 돌아와 좀처럼 잠을 이루지 못하는 사람도 많다. 교감신경이 쉬고 부교감신경이 우위가 되어야 잠을 잘 수 있는데 교감신경이 여전히 팽팽하게 긴장하고 있기 때문이다.

교감신경이 늘 긴장하고 있으면 림프구의 작용도 활성화되지 못한다. 그래서 내추럴킬러세포의 활동이 약해지면 암이 된 세포를 놓칠 확률이 높아진다.

다른 사람에게 "힘내라"라는 말을 듣는 것은 어쩔 수 없다. 그러나 스스로 자신에게 "힘내라"라고 말하기 시작하면 위험한 징조라고 생각하기 바란다. 자신에게 힘내라는 말을 하지 마라. 애썼다고 자신을 칭찬해주는 것으로 충분하다.

그러면 면역력도 좋아하고 온몸의 세포도 좋아한다. 칭찬을 받아 힘을 발휘하는 것은 세포도 마찬가지다. 잠자리에 들 때는 오늘 하루가 온통 실패투성이였더라도 "애썼다"라고 자신의 노고를 치하하자. "내일도 힘내야지" 같은 생각은 머릿속에서 지우자.

참고로 암 환자도 이런 말을 들으면 안도한다고 한다.

"정말 애쓰셨습니다. 뭔가 제가 도와드릴 일이 있으면 말씀해주세요. 열심히 도와드리겠습니다."

욕심을 버리면
스트레스가 줄어든다

끊임없이 자신을 독려하는 사람은 만족을 모르는 사람일지 모르겠다. '이제 충분하다'고 만족감을 느끼지 못하고 끝도 없이 욕심을 부리는 사람 말이다.

예를 들어 성실한 직장생활을 유지해서 월급이 500만 원이 되었다고 하자. 그러면 이쯤해서 만족하면 좋을 텐데 대부분의 사람들이 어디 그런가. 이번에는 600만 원을 벌지 못해 안달하기 시작한다. 월급이 100만 원만 더 오르면 대출을 끼고 집을 장만할 수 있을 것 같고, 자동차도 중형으로 바꾸고 싶은 욕심이 생기기 때문이다.

실제로 노력해서 월급이 600만 원이 되었다고 치자. 대출을 끼긴 했지만 집도 마련했고 차도 바꾸었다고 하자. 그러면 이제 만족할까? 안타깝게도 대부분의 사람들이 현재에 만족할 새도 없이 또 다른 욕심을 내기 시작한다. 좋은 집을 장만했으니 그 안에 좋은 가구와 가전제품까지 갖추고 싶고, 아이도 명문 대학에 보내기 위해 고액 학원에 보내고 싶어지는 것이다. 그렇게 우리의 욕심은 끝도 없이 가속페달을 밟는다.

그 종착지가 어디인지 이제는 다들 예상할 수 있을 것이다. 물질적으로는 풍요로워질 게 틀림없다. 하지만 그 이상으로 많은 스트레스가 쌓이고, 몸은 망가지고 말 것이다. 자신의 인생살이가 이렇게 비참하게 흘러가도 괜찮은지를 물어보기 바란다.

어디에서 만족할 것이냐는 개개인이 결정할 문제이다. 병에 걸린 사람은 두 가지 유형으로 나뉜다. 예를 들어 몸 마디마디가 아픈 상황이라면 항상 "아이고, 여기도 아프고 저기도 아파"라고 말하는 부류가 있고, 똑같이 여기저기가 아파도 조금이라도 나아진 곳을 찾아서 "여기가 좋아지고 저기도 조금 좋아졌어"라고 말하는 부류가 있다.

병은 나쁜 것이어서 말끔하게 나아야 한다고 생각하는 사람은 여기도 아프고 저기도 아프다고 하는 감점법을 쓰게 된다. 몸 상태가 100점 만점이 되어야 한다는 강박관념에 사로잡혀 있기 때문이다. 이런 현상은 흔히 고지식한 사람에게서 많이 나타난다.

한편, 이제 나이를 먹었으니 아픈 데가 있는 것도 당연하다고 생각하는 사람들이 있다. 이런 사고방식을 가진 사람은 어제까지는 통증이 10이었는데 오늘은 9니까 1만큼이나 좋아졌다고 생각한다. 말하자면 가점법의 사고방식을 가진 셈이다. 말끔하게 병을 낫게 해야 한다고 생각하는 사람에게는 불성실하게 비칠지도 모르겠다. 그러나 중요한 것은 이래저래 똑같이 아플 거라면 과연 어떤 사람이 더 행복할까 하는 점이다.

전자는 욕심이 크기 때문에 언제까지고 만족하지 못할 것이다. 그런데 후자는 병이 든 자신을 받아들이기 때문에 조금이라도 몸이 회복되면 기쁨을 느끼게 된다. 불만을 가지고 사는 것보다 기쁨을 느끼며 사는 쪽이 행복하다는 것은 두말할 것도 없다. 그리고 좋아져서 다행이라고 생각하는 만큼 면역력도 올라가기 때문에 결과적으로는 병이 빨리 나을 수 있다.

스트레스를 지나치게 받지 않으면서 면역력을 높일 수 있는 방법을 이제 알았을 것이다. 그렇다고 "아, 그렇구나. 오늘부터 바로 실행해야지"라고 생각하는 사람이 있다면 부디 그만두기 바란다. 갑작스런 노력보다 내가 지금 할 수 있는 일부터 조금씩 해나가는 편이 좋다. 그리고 불가능할 것 같은 일은 애초에 멀찍이 미루어놓는 게 현명하다.

지금까지 내가 설명했던 것들을 '저렇게 사는 방식도 있구나' 하고 머릿속에 넣어두기만 해도 언젠가 막다른 처지에 몰렸을 때 분명히 도움이 될 것이다.

6장

내 몸의 건강은 어떻게
마음먹느냐에 달려있다

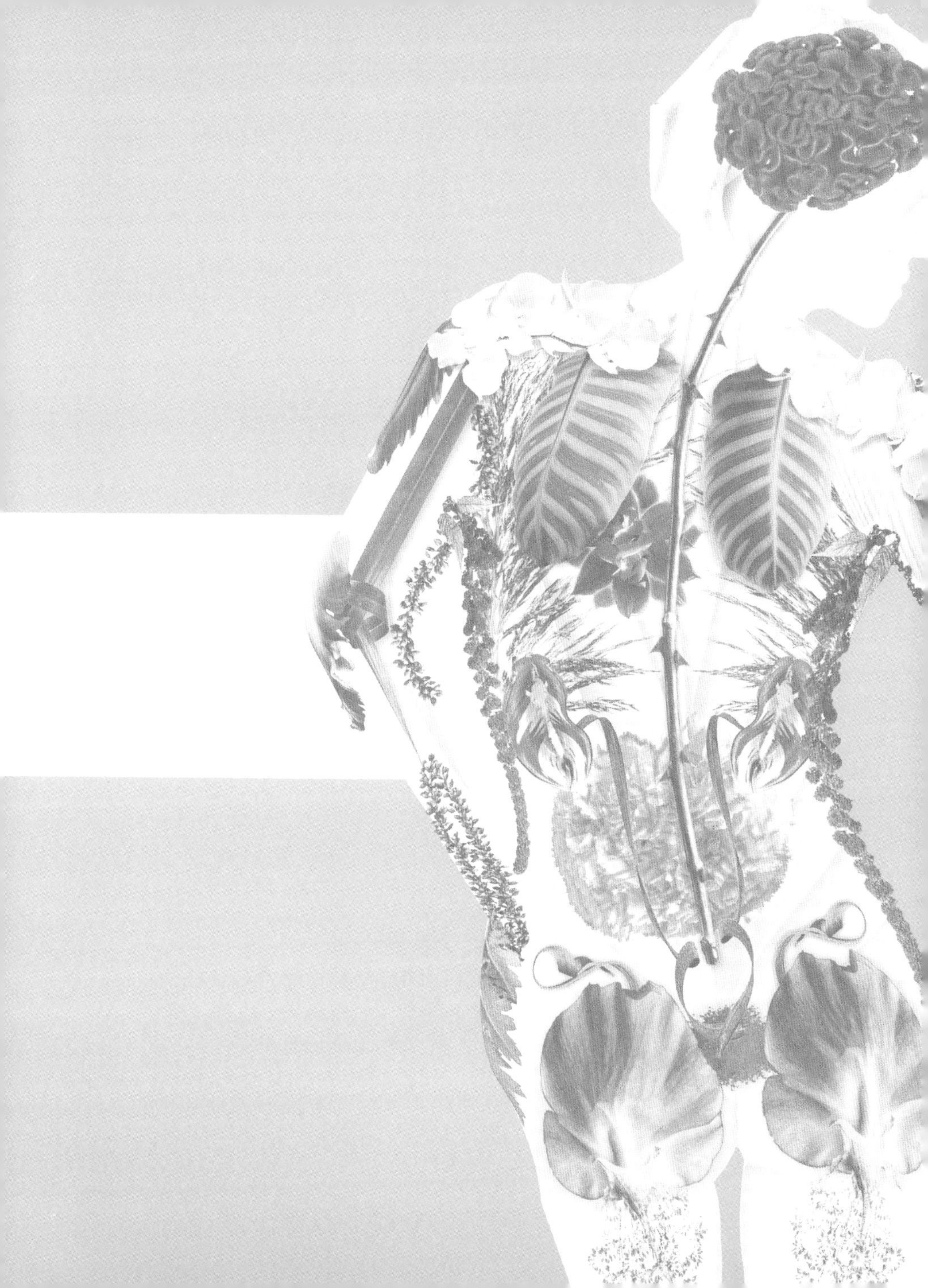

나이가 들면 어딘가 몸이 안 좋아지는 것은 당연한 일이다.
그렇게 생각하면 무릎관절이 조금 안 좋아져도, 허리가 조금 아파도,
혈당치가 조금 높아져도, 혈압이 조금 높아져도 불안해지지 않는다.

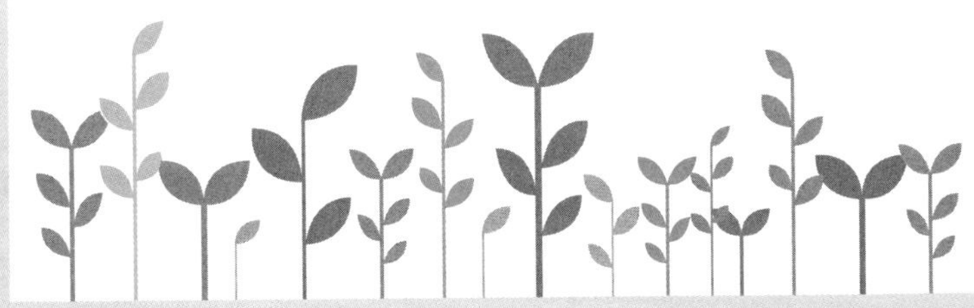

세상은 우연의 힘이
크게 작용한다

나는 우리 인간의 지혜와 지식을 뛰어넘는 어떤 거대한 힘이 있다고 생각한다. 의학을 연구하는 사람이지만 나는 항상 그렇게 느껴왔다. 내내 막혀 있던 연구가 우연치 않은 일로 갑자기 진척될 때가 있다. 또, 생각지도 못했던 해결책이 '하늘에서 뚝 떨어지듯' 갑자기 튀어나오기도 한다.

누구나 아는 일화지만 뉴턴이 만유인력의 법칙을 발견한 것도 그런 경우이다. 사과가 떨어지는 것을 우연히 지켜보았던 뉴턴은 역사에 길이 남는 엄청난 발견을 했다. 떨어진 것이 '사과'인지를 놓고 의견이 분분하지만 떨어진 것이 사과든 뭐든 무슨 상관이랴.

2002년 노벨화학상을 받은 다나카 고이치(생명공학과 신약 개발에 기초적인 단백질 구조를 밝히는 데 기여한 공로로 미국의 존 펜, 스위스의 쿠르트 뷔트리히와 함께 2002년 노벨화학상을 공동 수상했다. 민간기업의 엔지니어로 근무하는 학사 출신의 회사원이 노벨화학상을 받았다고 해서 세계적으로 큰 화제를 모았다 ─ 옮긴이)도 그와 같은 경우다. 다나카는 단백질의 질량을 분석하는 장치를 개발 중이었는데, 연구가 잘 풀리지 않아서 난관에 봉착한 상황이었다. 이제 그만 포기해야겠다는 생각을 할 만큼 막다른 곳으로 몰렸을 때 다나카는 터무니없는 실수를 저질렀다. 아세톤을 섞어야 하는 시료에 실수로 글리세린을 섞은 것이다. 그러면 보통은 쓸 수 없는 시료라고 해서 버렸는데, 웬일인지 그날 다나카는 아깝다는 생각이 들어 실험에 그 시료를 사용했다. 그 우연한 실수가 노벨상을 안겨주는 엄청난 발견으로까지 이어진 것이다.

뉴턴과 다나카는 평소 자신들의 연구에 전 에너지를 쏟아부었을 것이다. '내일은 어떻게 될지 알 수 없지만 지금 할 수 있는 일을 열심히 하자.' 아마도 이런 마음이었을 것이다.

두 사람 모두 결과적으로 큰 발견을 해냈지만, 설령 성공을 거두지 못한 채 끝이 났더라도 연구에 몰두했던 나날은 틀림없이 평생의 보물로 마음속에 남았을 것이다.

장담하건대 그들은 미래의 명예나 부를 위해서 연구를 하지는 않았을 것이다. 고되고 힘든 과정이었을 테지만 한편으로 그들은 즐거움과 만족감을 충분히 느꼈을 것이다. 연구인의 한 사람으로서 나는 그들의 심정을 100퍼센트 공감할 수 있다.

그런데 그들의 노력이 어떻게 성공으로까지 이어졌는지를 정확히 설명할 길은 없다. 혹자는 그들의 피나는 노력에 신이 내린 우연이라는 선물이라고 말한다. 하지만 뉴턴과 다나카가 세상 그 누구보다 열심히 노력했다고 잘라 말하기는 어렵다. 그보다 훨씬 많이 노력했지만 끝내 빛을 보지 못한 과학자도 많기 때문이다.

결국 논리적으로 설명할 수 없는 어떤 힘이 작용했다고 생각할 수밖에 없다. 이런 일들이 과학자에게만 일어나는 일은 아니다. 누구에게나 일어날 수 있다. 우연한 기회로 큰 성공을 거두는 사람이 있는가 하면 터무니없는 세계로 질질 끌려가는 사람도 있다.

이런 '우연의 힘'은 어쩌면 사람의 노력보다 훨씬 거대한 것인지 모른다. 아무리 노력해도 우연이란 것이 내 편이 아니면 성공을 위한 마지막 선을 넘지 못한다는 생각을 할 때가 있다. 나는 정체를 알 수 없는 이 우연의 힘을 믿느냐 믿지 않느냐도 건강과 장수에 큰 관련이 있다고 생각한다.

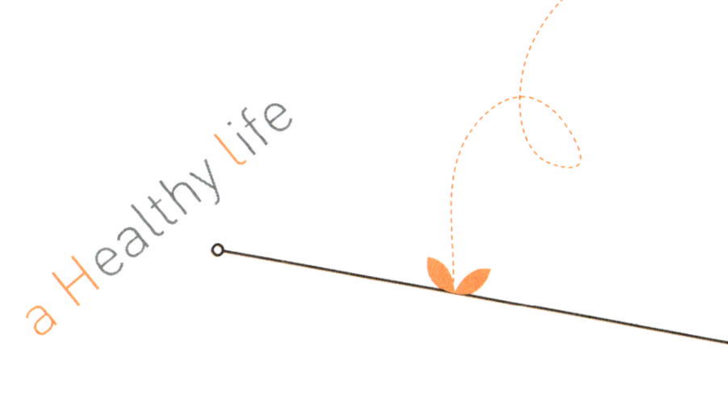

기도의 치유력은
얼마나 될까?

정체를 알 수 없는 신비한 힘이라고 하면 과학적이지 않다고 질색하는 사람도 많다. 그러나 1990년대부터 미국에서는 '기도'의 힘이 치유력에 얼마나 영향을 미치느냐를 두고 의학적인 논쟁이 있어 왔다.

힐링healing은 어떤 면에서는 종교적인 치유 기법으로, 중국의 기공과도 비슷하다.

힐링에 흥미를 느낀 미국의 한 면역학자는 힐링으로 내추럴킬러세포가 어떻게 변화하는지를 관찰했다. 그랬더니 힐링을 받은 그룹의 내추럴킬러세포가 두 배나 높은 활성을 나타냈다는 결과가 나왔다. 실제로 힐링을 받아서 난치병에서 회복되었다는 사람도 있다.

다만, 과학적으로 검증된 약과 달리 누구에게나 같은 효과가 나타나는 것이 아니어서 의학적으로 평가하기가 어렵기 때문에 여전히 수상쩍은 시선을 받고 있다.

또 다른 학자는 미국의 국립위생연구소의 자료 가운데 신앙과 치료효과에 관한 논문 150편을 상세하게 검토했다. 그중에 교회에 다니는 사람과 다니지 않는 사람의 사망률을 비교한 매우 재미있는 연구가 하나 있었다.

그 자료에 따르면 교회에 다니지 않는 사람의 평균수명이 75세인 데비해 일주일에 2회 이상 교회에 다니는 사람의 평균수명은 83세였다. 교회에 다니기 때문에 생활습관이 개선되었다는 효과도 있었겠지만, 이쯤 되면 기도가 치유력에 무언가 영향을 주었을 가능성을 아예 부정할 수가 없다.

기도와 통한다고 볼 수 있는 플라세보 효과placebo effect라는 심리적 작용이 있다. 플라세보란 위약(僞藥), 즉 '가짜 약'이라는 뜻이다. 예를 들어 이름난 의사가 이건 굉장한 약이라면서 환자에게 밀가루를 먹게 해도 약효를 보일 때가 있는데 이것을 플라세보 효과라고 한다.

서양의학에서는 약의 효과를 실험할 때 진짜 약과 가짜 약을 준비해서 각각의 그룹에게 먹이고 그 효과를 비교한다. 이때 중요한 것은 두 그룹 모두 자기가 먹는 약이 진짜인지 가짜인지를 모르게 하는 것이다. 또한, 약을 주는 의사도 자기가 주는 약이 진짜인지 가짜인지를 몰라야 한다. 이것을 이중맹검법double-blind test이라고 하는데, 플라세보 효과를 배제한 약의 순수한 효과를 알아보기 위한 방법이다. 현대의학도 플라세보가 약효에 영향을 준다는 사실을 인정하기 때문에 이중맹검법이라는 성가시고 복잡한 방법을 쓰고 있는 것이다.

주치의가 약효가 있으리라 믿고 기도하는 마음으로 약을 처방하고, 환자 역시 "이 약은 꼭 효과가 있을 거야"라고 믿고 기도하는 마음으로 약을 먹는다면 위약이라 하더라도 효과가 나타날 가능성이 크다.

이런 믿음의 힘과 기도하는 마음이 약의 효과에 플러스알파로 작용하는 것은 아닐까? 과학이라는 식탁에 좀처럼 올려놓기 힘든 메뉴어서 의학계에서는 이런 주제로 연구하는 사람이 거의 없지만 어쩌면 다가오는 시대에는 매우 중요한 연구주제가 될지 모른다는 생각을 하고 있다.

나이가 들면 어딘가 몸이
안 좋아지는 것이 당연하다

일찍이 중국을 지배한 진시황은 늙지도 않고 죽지도 않는 불로장생을 꿈꾸었다. 그러나 자연의 법칙에서 사람은 반드시 나이가 들고 죽음을 맞이하게 되어 있다. 따라서 건강하게 장수하고 싶은 사람이라도 자연의 법칙에 거스를 수 없다는 대전제는 잊지 말아야 할 것이다. 그렇게 생각하면 노화방지(안티에이징)라는 것도 그렇게 집착할 필요가 없다.

시간이 흘러서 나이가 드는 것은 강물이 위에서 아래로 흐르는 것과 같다. 그렇다면 주름제거나 노화방지 기술로 젊음을 되찾으려는 노력은 강물의 흐름을 거스르려는 것과 크게 다르지 않다.

나이가 들면 어딘가 몸이 안 좋아지는 것은 당연한 일이다. 그렇게 생각하면 무릎관절이 조금 안 좋아져도, 허리가 조금 아파도, 혈당치가 조금 높아져도, 혈압이 조금 높아져도 불안해지지 않는다.

하늘의 도리에 경외심을 품고 사는 사람은 매사에 감사할 줄 안다. 감사란 누군가가 자신에게 좋은 일을 해주었을 때 마음속에 저절로 생기는 감정이다. 그래서 용돈이나 선물을 받거나 일에서 도움을 받았을 때 우리는 고맙다고 말한다.

이런 감정은 사람 사이에서만 생기는 것이 아니다. 여행을 떠났을 때 날씨가 좋다거나 농작물을 가꿀 때 비가 적당히 내려주면 자연에 감사하는 마음이 절로 생긴다.

한편, 보통 사람들에게 나쁜 일이 생기더라도 감사하는 마음을 갖자고 말하면 어떻게 그럴 수 있느냐고 화를 낸다. 예를 들어 암에 걸렸을 때 그에 감사할 수 있는 사람이 있을까? 왜 내가 이런 병에 걸려야 하느냐며 원망하는 게 인지상정 아니겠는가.

그런데 병에 걸린 사람들 중에 오히려 큰 병에 걸려서 인생이 긍정적인 방향으로 바뀐 경우도 적지 않다. 오직 일밖에 모르고 주변을 살피지 못하고 살던 사람이 암에 걸린 뒤에 일이 아닌 다양한 것에 도전하면서 인생 자체가 매우 충실해진 경우도 있다.

무리해서 역풍 속을 걸어갈 필요는 없다. 순풍을 타고 기분 좋게 나아가면 시야도 넓어지게 되어 있다. 이런 이야기는 내 전문 분야가 아니어서 더 이상 얘기하다가는 바닥이 드러날 듯하니 이쯤에서 줄이겠다. 그러나 오랫동안 의학계에 종사하면서 과학적인 태도로 연구를 해왔지만 저 너머 눈에 보이지 않는, 우리가 이해할 수 있는 수준을 뛰어넘는 무언가가 있는 듯한 기분을 떨쳐낼 수가 없었다.

면역이라는 정교한 체계를 움직이는 것은 도대체 무엇일까? 그런 생각을 하면 가슴이 두근두근 뛰고 그 심오함에 현기증이 일어난다. 게다가 그토록 복잡하고 까다로운 면역이 사람의 마음과 밀접한 관련을 맺고 있다는 사실에까지 이르고 보니 더는 수습이 안 될 지경이다.

어쩌면 과학이 발전하게 되면 종교적인 영역으로 들어갈 수밖에 없을지도 모르겠다. 솔직히 나는 그런 시대가 오기를 즐거운 마음으로 기다리고 있다. 그리고 '건강한 장수'라는 주제를 그저 병에 걸리지 않고 오래 사는 수준을 뛰어넘어 '사람이 살아가는 의미'와 같은 차원에서 좀 더 깊은 이야기를 나눌 수 있기를 기대한다. 아직 의학이나 과학

이 미치지 않는 영역이지만 두려움을 모르는 용감하고 젊은 연구인들

이 돈키호테처럼 그 세계로 돌진해주었으면 하는 마음이다.

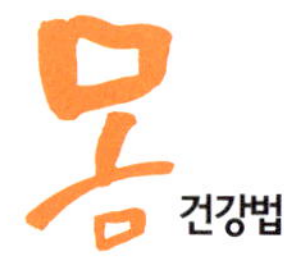

10년 더 젊어지는 몸 건강법

초판 1쇄 인쇄 2012년 8월 16일
초판 1쇄 발행 2012년 8월 20일

지은이 오쿠무라 코우
옮긴이 전선영
펴낸이 김옥희
펴낸곳 아주좋은날
기획편집 이미숙, 박소연
디자인 안은정
마케팅 최현우, 조유정

출판등록 2004년 8월 5일 제16-3393호
주소 서울시 강남구 역삼동 679-5 아주빌딩 501호
전화 (02) 557-2031
팩스 (02) 557-2032
홈페이지 www.appletreetales.com
블로그 http://blog.naver.com/appletales

ISBN 978-89-91667-78-5 13510